U0253375

临床针灸治疗实践

贾 丹 著

汕頭大學出版社

图书在版编目(CIP)数据

临床针灸治疗实践 / 贾丹著. --汕头：汕头大学
出版社,2023.12
ISBN 978-7-5658-5207-7

Ⅰ．①临… Ⅱ．①贾… Ⅲ．①针灸疗法 Ⅳ.
①R245

中国国家版本馆 CIP 数据核字(2024)第 004104 号

临床针灸治疗实践

LINCHUNG ZHENJIU ZHILIAO SHIJIAN

作　　者：贾　丹
责任编辑：陈　莹
责任技编：黄东生
封面设计：钟晓图
出版发行：汕头大学出版社
　　　　　广东省汕头市大学路 243 号汕头大学校园内　邮政编码:515063
电　　话：0754-82904613
印　　刷：廊坊市海涛印刷有限公司
开　　本：710 mm×1000 mm　1/16
印　　张：8.5
字　　数：200 千字
版　　次：2023 年 12 月第 1 版
印　　次：2024 年 7 月第 1 次印刷
定　　价：88.00 元
IISBN 978-7-5658-5207-7

目　录

第一章　经络总论

经络是人体气血运行的通路，是经脉和络脉的总称。经络学说是阐述人体经络系统的循行分布、生理功能、病理变化及其与脏腑相互关系的系统理论。它是中医学理论体系的重要组成部分，贯穿于中医学的生理、病理、诊断和治疗等各方面，对中医临床各科尤其是针灸临床实践具有重要的指导作用。

第一节　经络系统的组成

经络系统，由经脉和络脉组成，其中经脉包括十二经脉、奇经八脉以及附属于十二经脉的十二经别、十二经筋和十二皮部，络脉包括十五络脉和难以计数的浮络、孙络等。其中十二经脉是主体。

一、十二经脉

十二经脉即手三阴经、手三阳经、足三阳经、足三阴经的总称，是经络系统的主体，故又称之为十二正经。

（一）十二经脉的命名

十二经脉的名称是依据手足、阴阳、脏腑三方面而确定的。经脉循行于上、下肢的不同，故有手经、足经之分；各经隶属脏腑的不同，故有属脏属腑之分；经脉循行分布于四肢的内、外和所属脏腑的阴阳属性不同，故有阴经、阳经之分。在分阴阳的基础上，根据阴阳之气的多少又分三阴三阳，以区分手足六经。如循行于上肢内侧经脉属于手经、阴经。阴有太阴、少阴、厥阴，其中循行于上肢内侧前缘为手太阴，隶属于肺，故称之为手太阴肺经。根据这样的原则，就定出了十二经脉的名称。

（二）十二经脉在体表的分布规律

十二经脉左右对称地分布于头面、躯干和四肢，纵贯全身。凡属六脏的经脉称为阴经，分布于四肢内侧和胸腹，上肢内侧为手三阴经，下肢内侧为足三阴经；凡属六腑的经脉称为阳经，分布于四肢外侧和头面、腰背躯干，上肢外侧为手三阳经，下肢外侧为足三阳经。以人体自然直立，两手下垂，掌心向内的姿势，将上下肢的内外侧均分为前、中（侧）、后三个区域，则手足三阳经在四肢的排列是：阳明在前，少阳在中，太阳在后；手足三阴经在四肢的排列一般是：太阴在前、厥阴在中（侧）、少阴在后，其中足三阴经在足内踝上 8 寸以下为厥阴在前、太阴在中、少阴在后，至内踝上 8 寸以上则太阴交出于厥阴之前。

（三）十二经脉的表里属络关系

十二经脉内属于脏腑，阴经属脏而络腑，阳经属腑而络脏。脏与腑有表里相合的关系，阴经与阳经有表里属络关系。如手太阴肺经属肺络大肠，手阳明大肠经属大肠络肺。肺与大肠表里相合，手太阴肺经与手阳明大肠经则表里属络。这样，十二经脉就形成了六组表里属络关系。互为表里的经脉在生理上密切联系，病变时相互影响，治疗时相互为用。

（四）十二经脉的循行走向与交接规律

十二经脉循行走向是：手三阴经从胸走手，手三阳经从手走头，足三阳经从头走足，足三阴经从足走胸腹。十二经脉的交接规律是阴经与阳经在手足交接；阳经与阳经在头面部交接；阴经与阴经在胸部交接。

（五）十二经脉的气血循环流注

十二经脉中的气血是逐经相传、循环无端的传注系统，将气血周流全身，以维持全身组织器官的生理功能和生命活动。其气血流注的次序即从手太阴肺经开始，依次流注至足厥阴肝经，再传回手太阴肺经。这样首尾相贯，如环无端，构成了经脉的气血循环系统。

二、奇经八脉

奇经八脉是督脉、任脉、冲脉、带脉、阴跷脉、阳跷脉、阴维脉、阳维脉的总称。奇有"异"的意思，是说奇经八脉不同于十二正经。奇经八脉和十二正经的主要区别是：十二经脉与相关的脏腑有属络关系，经脉之间有确定的表里关系，且每条正经均有本经所属的腧穴；而奇经八脉则不直接隶属脏腑，奇经八脉之间无表里关系，除督、任二脉外，其他六脉均无本经所属的腧穴。

奇经八脉的分布部位与十二经脉纵横交错，其中督脉分布于后正中线，可调节全身的阳经之气，故称"阳脉之海"；任脉分布于前正中线，可调节全身的阴经之气，故称"阴脉之海"。

督、任二脉各有本经所属的腧穴，其余冲、带、阴阳跷脉、阴阳维脉的腧穴，都寄附于十二正经和督、任二脉之中。冲脉分布于腹部第一侧线，交会足少阴经腧穴，任、督、冲三脉皆起于胞中，同出于会阴，然后分别循行，故有"一源三歧"之称；带脉环腰一周，状如束带，交会足少阳经腧穴；阳跷脉分布于下肢外侧及肩、头部，交会足太阳等经脉腧穴；阴跷脉分布于下肢内侧及眼部，交会足少阴等经脉腧穴；阳维脉分布于下肢外侧、肩和头项部，交会足太阳等经脉和督脉的腧穴；阴维脉分布于下肢内侧、腹部第三侧线和颈部，交会足少阴等经脉和任脉的腧穴，奇经八脉的分布除带脉外，均有前后、左右对称的特点，如督、任二脉为单脉而前后对称，冲脉、阴阳跷脉、阴阳维脉均是双脉，左右对称。

奇经八脉纵横交错地循行分布于十二经脉之间，主要作用体现在两方面：其一，沟通了十二经脉之间的联系，将部位相近、功能相似的经脉联系起来，起到统摄有关经脉气血、协调阴阳的作用，其二，对十二经脉气血有着蓄积和渗灌的调节作用，奇经八脉犹如湖泊水库，而十二经脉之气则犹如江河之水。

三、十五络脉

"络"有联络之意，络脉纵横交错于表里经脉之间，加强了表里两经的联系。络脉有别络、孙络和浮络之分。十二经脉在四肢部各分出一条络脉，再加躯干部的任脉络、督脉络及脾之大络，总称为"十五别络"，十五别络是络脉中比较主要的部分。孙络，是从别络分出的细小络脉。孙络遍布全身，难以计数。络脉分布在皮肤表面、浮显易见者称为"浮络"。

十五络脉的分布有一定规律。其中十二经的别络均从相关正经四肢肘膝关节以下的络穴处分出，然后走向互为表里的经脉，即阳经的络脉别走于相表里的阴经，阴经的络脉别走于相表里的阳经。络脉的分布沟通了表里两经，加强了两者之间的联系，此外，络脉的分布路线还补充了经脉循行分布的不足，任脉之络分布腹部，以沟通腹部诸阴经经气；督脉之络上行后背、头项，以沟通背、头部诸阳经经气；脾之大络则横行散布于胸胁之间。任、督之络和脾之大络及孙络、浮络等，起渗灌气血的作用。

络脉与经别都能加强表里两经之间的联系，所不同者：经别主内，没有所属腧穴，也没有所主病症；络脉则主外，各有一个络穴，并各有所主病症。

四、十二经别

经别，就是别行的正经。十二经别是从十二经脉分出，深入体腔的重要分支。经别主要分布于胸腹部和头部，能沟通表里两经，并加强经脉与脏腑的联系。

十二经别的循行分布有"离、入、出、合"的规律，经别均从同名正经的四肢肘膝关节附近别出称为"离"，走入胸腹腔称为"入"，浅出头项部称为"出"，最后阴经经别合入相互表里的阳经经别，阳经经别合入本经，称为"合"。手足三阴三阳经别根据经脉的表里关系分为六对，称为"六合"。

五、十二经筋

经筋是十二经脉及相关络脉中气血渗灌濡养的筋肉组织。全身筋肉按部位分为手足三阴三阳，即十二经筋。具有约束骨骼，屈伸关节，维持人体正常运动功能的作用。

经筋各起于四肢末端，结聚于关节和骨骼部，而走向头面躯干，行于体表，不入内脏。足三阳经筋均上结于头面，足三阴经筋均结于腹部，手三阴经筋结于胸膈上下，手三阳经筋则结于头部。某些经筋（如足阳明经筋、足太阴经筋等）还结聚于前阴。经筋有大有小，或散布成片。经筋能连缀四肢百骸、筋肉骨骼，维持关节的屈伸活动。

六、十二皮部

皮部，是十二经脉在体表皮肤的分区部位，是经络系统的一部分。皮部是十二经脉的体表分区，也是十二经脉之气的散布所在。

皮—络—经—腑—脏，成为疾病的传变层次，外邪可以通过这个途径侵入机体内部，由表及里，由轻渐重地发展演变。正由于上述皮部与经络脏腑的密切联系，在脏腑经络病变时，也能反映于皮部，出现不同部位皮肤色泽和形态等方面的变化，有助于脏腑、经络疾病的诊断，临床上在皮肤表面一定部位施行敷贴、温灸、热熨、针刺（皮肤针等）等法以治内脏疾病，都是对皮部理论的具体运用。

第二节　经络的作用和临床应用

一、经络的作用

(一) 联系脏腑、沟通内外

人体的五脏六腑、四肢百骸、五官九窍、皮肉筋骨等组织器官, 之所以能保持相对的协调与统一, 完成正常的生理活动, 是依靠经络系统的联络沟通而实现的。经络中经脉、经别与奇经八脉、十五络脉, 纵横交错、入里出表、通上达下, 联系了人体各脏腑组织; 经筋、皮部联系了肢体筋肉皮肤, 加之细小的浮络和孙络形成了一个统一的整体。

(二) 运行血气, 营养全身

气血是人体生命活动的物质基础, 全身各组织器官只有得到气血的濡润才能完成正常的生理功能。经络是人体气血运行的通路, 能将其营养物质输布到全身各组织脏器, 从而完成和调于五脏, 洒陈于六腑的生理功能。

(三) 抗御病邪, 保卫机体

由于经络能"行气血而营阴阳", 营气行于脉中, 卫气行于脉外, 使营卫之气密布周身。

外邪侵犯人体由表及里, 先从皮毛开始, 卫气充实于络脉, 络脉散布于全身、密布于皮部, 当外邪侵犯机体时, 卫气首当其冲发挥其抗御外邪、保卫机体的屏障作用。

二、经络的临床应用

(一) 说明病理变化

经络是人体通内达外的一个通道，在人体患病功能失调时，又是病邪传注的途径，具有反映病候的特点。如在有些疾病的病理过程中，常可在经络循行通路上出现明显的压痛，或结节、条索状等反应物，以及相应的部位皮肤色泽、形态、温度等变化。通过望色、循经触摸反应物和按压等，可推断疾病的病理状况。

(二) 指导辨证归经

由于经络有一定的循行部位及所属络的脏腑，辨证归经，是根据体表相关部位发生的病理变化，来推断疾病所在的经脉。辨证归经在经络学说指导下进行。如头痛一症，痛在前额者多与阳明经有关，痛在两侧者多与少阳经有关，痛在后头部多与太阳经有关，痛在巅顶者多与督脉、足厥阴经有关。这是根据头部经脉分布特点辨证归经。临床上还可根据所出现的证候，结合其所联系的脏腑，进行辨证归经。如咳嗽、鼻流清涕、胸闷，或胸外上方、上肢内侧前缘疼痛等，与手太阴肺经有关；脘腹胀满、胁肋疼痛、食欲不振、嗳气吞酸等，与足阳明胃经和足厥阴肝经有关。

(三) 指导针灸治疗

针灸治病是通过针刺和艾灸等刺激体表经络腧穴，以疏通经气来调节人体脏腑气血功能，从而达到治疗疾病的目的。针灸临床通常根据经脉循行和腧穴主治特点进行循经取穴，如《四总穴歌》说："肚腹三里留，腰背委中求，头项寻列缺，面口合谷收"，就是循经取穴的具体体现。由于经络、脏腑与皮部有密切联系，故经络、脏腑的疾患可以用皮肤针叩刺皮部进行治疗，如胃脘痛可用皮肤针叩刺中脘、胃俞穴，也可在该穴皮内埋针；经络闭阻、气血瘀滞，可以刺其络脉出血进行治疗，如目赤肿痛刺太阳出血、软组织挫伤在局部刺络拔罐等。

第二章　腧穴总论

腧穴是人体脏腑经络之气输注于体表的部位，也是脏腑经络之病理反应处，又是接受针灸刺激的部位。"腧"与"俞""输"义通，有转输的含义，像水流的转输灌注；"穴"含有"孔""隙"的意思，有经气所居之义。在古代文献中，腧穴有"砭灸处""节""会""骨空""气穴""孔穴""穴道"等名称，后世通称为穴位。

"腧"读作"输"，又从简作"俞"，三字原来相通，近代针灸著作则作了区分："腧"泛指全身所有的穴位，即广义的腧穴；"输"是指井、荥、输、经、合五输穴中的第三个穴位；"俞"是指脏腑之气输注于背部的穴位，即背俞穴。本章所述，是指广义的腧穴而言。

第一节　腧穴的发展

腧穴是我国古代劳动人民长期与疾病做斗争的实践中逐渐发现的。最初的时候，当人体发生疾病时，常于一定的部位出现压痛、酸楚、敏感、肿胀、瘀血、虚陷、跳动及感觉障碍等，而对这些异常的部位施以适当的刺激，如砭刺、按摩、叩击、火烤、烧灼等，往往使病痛得到减轻或消除，健康恢复。久之，人们逐渐意识到人体的某些特殊部位具有治疗疾病的作用，这就是腧穴发现的最初过程。那时既没有固定的部位，又没有特定的名称，只是称作"砭灸处"。其后，人们对体表的施术部位及治疗作用的逐步了解深入，积累了较多的经验，发现有些腧穴有确定的位置及主治的病证，并给予位置的描述和命名，即腧穴的定位、定名阶段。随着对经络及腧穴主治作用的不断深化，古代医家对腧穴的主治作用进行了归类，并与经络相联系，逐步将腧穴归经，即定位、定名归经阶段。

第二节　腧穴的分类

腧穴在其发展过程中，从无定位定名到定位定名，又从定位定名到系统分类，经过历代医家用"分部"到"分经"的方法，进行了多次的整理、归纳。通常可分为十四经穴、经外奇穴和阿是穴三大类。

一、十四经穴

凡归属于十二经脉及督、任二脉的腧穴，称为"十四经穴"，简称"经穴"，共有 361 穴。其中十二经脉的腧穴均为左右对称的双穴；督脉和任脉的腧穴，则为分布于人体前后正中线的单穴。属于同一经的腧穴，大多都能主治所属经脉及其相应脏腑的病证。十四经穴是腧穴的主体部分，为临床所常用。

二、经外奇穴

经外奇穴，简称奇穴，是指既有一定的穴名，又有明确的位置，但尚未列入十四经穴系统的腧穴。这类穴多数是从自古至今陆续发现的经验有效穴。它们可弥补经穴之不足，对某些病证常有其独特的作用。它们常因位置不在十四经循行线上，难以归属某经；有些经外奇穴是一名数穴，相当于小型处方，也难以归入某一经；还有一些经外奇穴，位置虽在经络路线上，如印堂、太阳、阑尾穴、胆囊穴等，但因定名较晚，仍属于奇穴。历代针灸文献所增补的经穴，有些就是从经外奇穴而来。从腧穴的发展过程来看，奇穴属于经穴的早期阶段，临床上，奇穴可作为经穴的补充。

三、阿是穴

阿是穴，又称天应穴、不定穴、压痛点等。这一类腧穴既无具体名称，又无固定位置，而是根据疼痛或敏感的反应部位来定穴。这种穴临床上多用于局部疼痛性病证。

第三节　腧穴的命名

腧穴命名，最早的记载见于《内经》。腧穴的命名，是古代医家在当时历史条件下，根据他们对宇宙间事物的认识，从天文、地理、生物形象以及人体的解剖、生理、针刺的治疗效果等各个方面，逐步总结而成。说明腧穴的命名是有一定意义的，对穴名含义的理解，不仅有助于腧穴部位的记忆及功能的掌握，还可激发人们对我国古代灿烂文化的兴趣，从而更加热爱针灸医学；在国际上，则可更好地促进针灸医学的交流。

兹将周身腧穴的命名归纳摘要分类说明如下：

一、自然类

（一）以天文、气象名词命名

1. 日月星辰

如日月、上星、太乙、太白、天枢、紫宫、华盖等。

2. 风云雷电

如风池、风市、风府、秉风、云门、丰隆、列缺（电光）等。

（二）以地理名称结合腧穴形态、气血流注而命名

1. 山、陵、丘、墟的象形

如承山、大陵、梁丘、商丘、丘墟等。

2. 溪、谷、沟、渎的象形

如太溪、后溪、合谷、阳谷、支沟、四渎、中渎等。

3. 泉、池、泽、海等的象形

如涌泉、曲泉、阳池、曲池、尺泽、曲泽、小海、少海、太渊、清冷渊、经渠等。

4. 街、道、处、市等的象形

如气街、水道、灵道、五处、阴市、气冲、步廊等。

二、物象类

以动物、植物，建筑物和什物之类的名称，来形容某些腧穴的象形或会意。

（一）动物名称

如鱼际、伏兔、犊鼻、鸠尾等。

（二）植物名称

如口禾髎、攒竹等。

（三）建筑物名称

如神门、气户、天窗、听宫、巨阙、内庭、中府、玉堂、气舍、地仓、库房、灵台、天井、内关、曲垣等。

（四）什物名称

如颊车、缺盆、天鼎、悬钟等。

三、人体类

以人体解剖部位、生理功能以及腧穴的临床治疗作用来命名。

（一）解剖部位

如腕骨、完骨、大椎、曲骨、肝俞、心俞、脾俞、肺俞、肾俞、胃俞、膀胱俞、大肠俞、小肠俞、胆俞、阳陵泉（外）、阴陵泉（内）、阳纲（背）、阴都（腹）等。

（二）生理功能

如承泣、承浆、听宫、劳宫、气海、关元、血海、神堂、魄户、魂门、意舍、志室等。

（三）治疗作用

如光明、迎香、通天、哑门、水分、水道、交信、归来、筋缩等。

第四节　腧穴的治疗作用

腧穴不仅是气血输注的部位，也是邪气所客之处，又是针灸防治疾病的刺激点。如针中脘、足三里治疗胃病；针内关、厥阴俞治疗心绞痛；针睛明、光明治疗眼病；艾灸气海、关元、足三里以增强体质、预防疾病等。腧穴防治疾病的关键，就是其接受针、灸等适当的刺激，以通达经脉、调畅气血，使阴阳归于平衡，脏腑趋于和调，从而达到扶正祛邪的目的。腧穴在防治疾病方面的作用可概括为以下三方面：

一、近治作用

是各类腧穴治疗作用的共同特点，无论经穴、奇穴、阿是穴，它们都能治疗其所在位置局部及其邻近组织、器官的病证。例如印堂穴治疗眉心、前额疾患和眼病、鼻病；太阳穴治疗头颞部疾患及眼病；膻中穴治疗胸痛、胸闷及乳腺、心、肺疾患；肾俞穴治疗腰部病证及泌尿系疾患等。

二、远治作用

是十四经腧穴治疗作用的基本规律。在十四经腧穴中，尤其是十二经脉在四肢肘、膝关节以下的腧穴，不仅能治疗局部和邻近部位的病证，而且能治本经循行所涉及的远隔部位的组织、器官、脏腑的病证，有的甚至具有影响全身的作用，如合谷穴，不仅能治上肢病证，而且能治本经所过之处的颈部和颜面、口齿病证，还能治疗外感发热等。这是"经络所通，主治所及"规律的体现。

三、特殊作用

是指某些腧穴的治疗具双向良性调整作用和相对特异治疗作用。如关元、气海、足三里、膏肓具有强壮作用；人中、素髎、会阴、十宣可以开窍醒脑并能使呼吸功能增强；大椎、曲池、合谷退热；水分、阴陵泉利小便；至阴矫正胎位；百会益气升提等。临床实践还证明，针刺某些腧穴，对机体的不同状态，可起着双向性的良性调整作用。如泄泻时，针刺天枢可止泻；便秘时，针刺天枢又能通便。心动过速时，针刺内关能减慢心率；心动过缓时，针刺内关又可使之恢复正常等。这些均是腧穴的特殊治疗作用。

第五节　腧穴的主治规律

人体各部腧穴的主治范围，与其所属经络和所在部位的不同有直接关系。无论腧穴局部治疗作用，还是邻近或远隔部位的治疗作用，都是以经络学说为依据的，即是"经络所通，主治所及"。

一、分经主治规律

十四经腧穴的分经主治，以手足三阴、三阳及督、任划分，各组经穴主治既有主治本经病证的特性，又有主治二经或三经相同病证的共性。

二、分部主治规律

十四经腧穴，因其所在部位的不同，各有其主治特点，其大体规律是：头、面、颈项部的腧穴，除个别能治全身性疾病或四肢疾患外，绝大多数均治局部病证；胸腹部腧穴，大多可治脏腑病及急性病，少数腧穴还能主治全身性疾患；背腰部腧穴，除少数能治下肢疾患外，大多可治局部病、脏腑病和慢性病；四肢部肘膝以上的腧穴，以治局部病症为主；肘膝以下至腕踝部腧穴，除治局部病症外，还能治脏腑疾患；腕、踝以下腧穴，除能治局部病症外，还能治头面、五官病症，以及发热、神志病等全身疾患。

第六节　特定穴

特定穴是指十四经穴中具有某些特殊治疗作用和特殊含义的一类腧穴。由于它们的主治功能、含义不同，因此各有特定的名称。特定穴在临床针灸治疗中具有十分重要的意义。

一、五输穴

十二经脉在肘膝以下各有井、荥、输、经、合五个腧穴，总称五输穴。其次序是从四肢末端向肘、膝方向排列的。是指经络之气自四肢末端向上合入于四肢肘、膝部，像水流一样由小到大、由浅入深。经气初出，如水的源头，所以称"井"；经气稍盛，如水之微流，所以称"荥"；经气渐盛，如较大水流灌注，所以称"输"；经气更盛，像水在通畅的河道中流过，所以称"经"；经气充盛深入处，宛如水流汇合，所以称"合"。

二、原穴、络穴

原穴是脏腑原气经过和留止的部位。"原"即本源、原气之意。十二经脉在四肢部各有原穴，故又名"十二原"。在六阳经，原穴单独存在，排列在五输穴的输穴之后，经穴之前；在六阴经，则以输为原。原穴可以用于治疗各自所属脏、腑的病变，临床上也可根据原穴的反应变化，推断脏腑功能的盛衰。

络脉是从经脉分出的部位各有一个腧穴叫作络穴，"络"即联络之意。以沟通表里两经的联系。在四肢部十二经脉各有一个络穴，在躯干部还有督脉络穴、任脉络穴、脾之大络，共15穴，故合称为"十五络穴"。络穴可治疗表里两经和络脉分布部位的病证。

三、俞穴、募穴

俞穴是脏腑之气输注于背腰部的腧穴，故又称为背俞穴。背俞穴位于背腰部足太阳膀胱经的第一侧线上，大体依脏腑位置而上下排列，分别冠以脏腑之名，共12穴。当脏腑发生病变时，在相关的背俞穴处常出现压痛或敏感现象。因此，某一脏腑有病，可选用其相应的背俞穴进行治疗。

募穴是脏腑之气汇聚于胸腹部的腧穴。六脏六腑共有十二募穴。它们与相应脏腑的部位较接近，脏腑有病多反应于募穴。如胆病可在日月或期门出现压痛；胃病可在中脘穴有压痛等。故募穴的治疗作用，多以脏腑及局部疾病为主。例如：天枢治疗肠道病及腹痛；中极治疗泌尿系统疾患及小腹痛等。

四、郄穴

郄，有孔隙的意思。郄穴是指经脉气血曲折汇聚的孔隙。大多分布在四肢肘膝以下。十二经脉各有 1 个郄穴，阴跷、阳跷、阴维、阳维 4 条奇经亦各有 1 个郄穴，共为 16 个郄穴。郄穴对本经循行部位及所属脏腑的急性病证有较好的治疗作用，可用于相应脏腑经络的急性病证。此外，临床上通过按压郄穴进行检查，还可作协助诊断之用。

五、下合穴

下合穴，又称六腑下合穴，是指六腑之气下合于足三阳经的六个腧穴。主要分布于下肢膝关节以下部位。它是根据《灵枢·邪气脏腑病形》中"合治内府"的理论而提出来的，即指"胃合于三里，大肠合入于巨虚上廉，小肠合入于巨虚下廉，三焦合入于委阳，膀胱合入于委中央，胆合入于阳陵泉"，因大肠、小肠、三焦三经在上肢原有合穴，而上述六穴都在下肢，为了区别，故以下合穴命名。下合穴在临床上多用于治疗六腑病证。

六、八会穴

"会"即聚会之意，八会穴即脏、腑、气、血、筋、脉、骨、髓的精气聚会的八个腧穴。分布于躯干部和四肢部，各穴与其他特定穴多互有重复。八会穴与所属脏腑组织的生理特性有着密切的关系，因此在治疗方面，凡属脏、腑、气、血、筋、脉、骨、髓的病变，均可取其相应的八会穴。

七、八脉交会穴

八脉交会穴是指奇经八脉与十二经脉之气相交会的八个腧穴，又称"交经八穴"。八脉交会穴均分布于腕踝关节的上下。

八、交会穴

交会穴是指两经或数经相交会合的腧穴。全身的交会穴有 90 余个，大多分布于躯干、头面部。其中主要的一经即腧穴所归属的一经称为本经，相交会的经称为他经。

第七节　腧穴的定位法

腧穴的定位法又叫取穴法。人体的腧穴很多，取穴的正确与否，直接影响到治疗效果。因此，历代医家都非常重视。腧穴位置大多在人体肌肉和骨节的空隙所形成的凹陷处。临床常用的腧穴定位法有体表解剖标志定位法、"骨度"分寸定位法和指寸定位法三种，兹分述如下。

一、体表解剖标志定位法

根据人体表面解剖的一些标志为依据而定取穴位的方法，称体表解剖标志定位法，又叫"自然标志取穴法"，这是腧穴定位的主要依据之一。体表解剖标志法可分以下两种：

（一）固定的标志

指体表上不因活动而出现的明显的标志。如五官、毛发、指（趾）甲、乳头、肚脐等，以及各部骨节的突起和缝隙，肌肉的隆起和凹陷，其中主要是指"骨性标志"和"肌性标志"。由于这些标志固定不移，所以有利于腧穴的定位。临床取穴，对靠近某些体表标志的腧穴，可直接以此为据。例如两眉之间取印堂，鼻尖取素髎，两乳之间取膻中，脐旁 2 寸取天枢，腓骨头前取阳陵泉，两肩胛骨下角连线中点取至阳，两髂嵴上缘连线中点取腰阳关等。

（二）活动的标志

指关节、肌肉、皮肤随着适当的屈伸动作而出现的标志，包括关节的间隙、肌肉和肌腱的隆起或凹陷、皮肤的皱纹等。例如取耳门、听宫、听会等应张口；取下关时应闭口；屈肘纹头取曲池；握拳掌横纹头取后溪；取阳溪穴时应翘起拇指，当拇长、短伸肌腱之间的凹陷中是穴等。

临床上还有一些采用某种姿势找取标志来定取穴位的方法，又称"简便取穴法"。如以病人两手虎口自然平直交叉，当食指尖端所指高骨凹陷处取列缺；两手臂自然下垂，股外侧中指端取风市；两耳尖直上连线中点取百会等。

二、"骨度"分寸定位法

"骨度"分寸定位法，古称"骨度法"。最早记载见于《灵枢·骨度》篇。后来参照这一记载将人体各个部分分别规定其折量长度，作为量取穴位的标准。不论男女、老少、高矮、胖瘦的患者，均可参照此标准测量。

三、指寸定位法

指寸定位法，是在"骨度"分部折寸的基础上，以患者的手指为标准来定取穴位的方法，故又称"手指同身寸法"，简称"指寸法"。医者根据病人身材高矮和手指的长短粗细情况，适当做出增减比例，也可用自己的手指来量取穴位，本法有一定的适应范围，临床常用的有以下三种。

（一）中指同身寸

是以患者的中指中节屈曲内侧两端横纹头之间作为 1 寸，可用于四肢部取穴的直寸和背部取穴的横寸。

（二）拇指同身寸

是以患者拇指指关节的横度作为 1 寸，亦可用于四肢部的直寸取穴。

（三）横指同身寸

又名"一夫"法。夫，扶的意思。此法是令患者将食指、中指、无名指和小指并拢，以中指中节横纹处为准，四指横量作为 3 寸，多用于四肢及腹部的取穴。

指寸法必须在"骨度"分寸规定的基础上运用，不能以指寸悉量全身各部，否则会长短失度。"骨度"分寸与指寸在临床应用中应该互相结合。

上述三种腧穴定位法，从定位的正确与否来看，以体表解剖标志（主要指固定标志）和"骨度"分寸法取穴比较恒定、准确，指寸法和简便取穴法的活动标志虽然便利，但差异性也较大。临床定穴必须以前法为主要依据，适当参合后法，灵活运用，以求取穴的准确。

第三章　经络腧穴各论

第一节　任脉、督脉

一、任脉

【经脉循行】①起于小腹内；②下出于会阴部（会阴穴），向前进入阴毛部；③沿着腹内正中线上行，经过关元等穴；④到达咽喉部；⑤上行至颏部（承浆穴）；⑥环绕口唇，经过面部；⑦进入目眶下（承泣穴，足阳明经）。

任脉者，起于中极之下，以上毛际，循腹里，上关元，至咽喉，上颐循面入目。（《素问·骨空论》）

【联系脏腑器官】胞宫、咽喉、口唇、目。

【主治概要】本经腧穴主要治疗腹、胸、颈、头面的局部病证及相应的内脏器官病证，少数腧穴有保健作用或可治疗神志病证。例如：月经不调、痛经、带下、遗精、阳痿、小便不利、遗尿、泄泻、呕吐、咳喘、胸痛、咽喉肿痛、口㖞、脱证、癫痫等。

【本经腧穴】本经一名一穴，共24穴。首穴会阴，末穴承浆。

（一）会阴

【定位】仰卧屈膝。在会阴部，男性当阴囊根部与肛门连线的中点；女性在大阴唇后联合与肛门连线的中点。

【主治】①溺水窒息，昏迷，癫狂；②小便不利，遗尿，阴痒；③遗精，阳痿；④月经不调，阴挺；⑤瘰疾，脱肛。

【刺灸法】直刺 0.5~1.0 寸；孕妇慎用；可灸。

以下各经穴刺灸法中，除禁针穴外，主要介绍毫针的常规针法。使用三棱针法点刺出血时，有出血倾向的患者忌用。灸法中除禁灸穴及特殊灸法外，一般均可温和灸 10~20 分钟，不再一一赘述。

（二）曲骨

【定位】仰卧位。在下腹部，前正中线上，耻骨联合上缘的中点处。

【主治】①癃闭，遗尿；②遗精，阳痿；③月经不调，痛经，赤白带下，胞衣不下。

【刺灸法】直刺 0.5~1.0 寸；穴位深部是膀胱，故应在针前排尿，癃闭者用斜刺或平刺，孕妇禁针；可灸。

（三）中极　膀胱募穴

【定位】仰卧位。在下腹部，前正中线上，当脐中下 4.0 寸。

【主治】①遗尿，癃闭，小便不利；②遗精，阳痿，疝气，不育；③月经不调，痛经，崩漏，带下，阴挺，产后恶露不尽，不孕。

【刺灸法】直刺 0.5~1.0 寸；穴位深部是膀胱，故应在针前排尿，癃闭者用斜刺或平刺，孕妇禁针；可灸。

（四）关元　小肠募穴

【定位】仰卧位。在下腹部，前正中线上，当脐中下 3.0 寸。

【主治】①中风脱证，虚劳羸瘦，元气虚损；②腹痛，泄泻，痢疾，脱肛；③遗尿，癃闭，小便不利；④遗精，阳痿；⑤月经不调，痛经，经闭，带下，不孕，阴挺，恶露不尽。

【刺灸法】直刺 1.0 寸左右；针前排尿，孕妇慎用；多用灸法。

（五）石门　三焦募穴

【定位】仰卧位。在下腹部，前正中线上，当脐中下 2.0 寸。

【主治】①腹痛，泄泻，痢疾；②小便不利，水肿；③遗精，阳痿，疝气；④带下，崩漏，产后恶露不尽。

【刺灸法】直刺 1.0 寸左右，孕妇慎用；可灸。

（六）气海

【定位】仰卧位。在下腹部，前正中线上，当脐中下 1.5 寸。

【主治】①中风脱证，脏气虚惫，虚劳羸瘦；②腹痛，泄泻，便秘；③遗尿，癃闭，小便不利；④遗精，阳痿；⑤月经不调，痛经，经闭，崩漏，带下，阴挺，产后恶露不尽。

【刺灸法】直刺 1.0 寸左右；孕妇慎用；可灸。

（七）阴交

【定位】仰卧位。在下腹部，前正中线上，当脐中下 1.0 寸。

【主治】①腹痛，泄泻，疝气；②水肿，小便不利；③月经不调，崩漏，带下，恶露不尽。

【刺灸法】直刺 1.0 寸左右，孕妇慎用；可灸。

【附注】配伍应用：配涌泉治疗小便淋沥不尽；配三阴交、气海、子宫穴治疗崩漏。

（八）神阙

【定位】仰卧位。在腹中部，脐中央。

【主治】①脱证；②腹胀，腹痛，久泄，久痢，便秘，脱肛；③水肿。

【刺灸法】禁针；可灸（多用艾炷隔盐灸或隔姜灸）或中药外敷。

（九）　水分

【定位】仰卧位。在腹部，前正中线上，当脐中上 1.0 寸。

【主治】①水肿，小便不利；②腹胀，腹痛，反胃，泄泻。

【刺灸法】直刺 1.0 寸左右；水液病多用灸法。

（十）　下脘

【定位】仰卧位。在上腹部，前正中线上，当脐中上 2.0 寸处。

【主治】①胃痛，呕吐，食谷不化，腹胀，泄泻；②痞块。

【刺灸法】直刺 1.0 寸左右；可灸。

（十一）　建里

【定位】仰卧位。在上腹部，前正中线上，当脐中上 3.0 寸处。

【主治】①胃痛，呕吐，呃逆，食欲不振，腹胀；②水肿。

【刺灸法】直刺 1.0 寸左右；可灸。

（十二）　中脘　　胃之募穴、八会穴之腑会

【定位】仰卧位。在上腹部，前正中线上，当脐中上 4.0 寸处。

【主治】①胃痛，食谷不化，呕吐，吞酸，腹胀，泄泻；②黄疸；③痰多咳喘；④失眠，癫狂。

【刺灸法】直刺 1.0 寸左右；可灸。

（十三）　上脘

【定位】仰卧位。在上腹部，前正中线上，当脐中上 5.0 寸处。

【主治】①胃痛，呕吐，呃逆，腹胀；②癫痫。

【刺灸法】直刺 0.5~1.0 寸；可灸。

（十四）巨阙　心之募穴

【定位】仰卧位。在上腹部，前正中线上，当脐中上6.0寸，或胸剑结合部下2.0寸处。

【主治】①胸痛，心悸；②癫狂痫；③胃痛，呕吐，吞酸。

【刺灸法】直刺，或向下斜刺0.3~0.5寸，不可深刺，以免伤及肝脏；可灸。

（十五）鸠尾　络穴

【定位】仰卧位。在上腹部，前正中线上，当脐中上7.0寸，或胸剑结合部下1.0寸处。

【主治】①心痛，心悸，胸闷；②癫狂痫；③呃逆。

【刺灸法】直刺，或向下斜刺0.3~0.5寸，不可深刺，以免伤及肝脏；可灸。

【附注】配伍应用：配涌泉、丰隆治疗癫痫。

（十六）中庭

【定位】仰卧位。在胸部，当前正中线上，平第5肋间，胸剑结合部。

【主治】①胸胁胀满，心痛；②呕吐。

【刺灸法】平刺0.3~0.5寸；可灸。

（十七）膻中　心包募穴、八会穴之气会

【定位】仰卧位。在胸部，当前正中线上，平第4肋间，两乳头连线的中点处。

【主治】①胸闷，咳嗽，气喘；②心悸，胸痛；③呕吐，呃逆；④产妇乳少，乳痈，乳癖。

【刺灸法】平刺 0.3~0.5 寸；可灸。

（十八）玉堂

【定位】仰卧位。在胸部，当前正中线上，平第 3 肋间。

【主治】①咳嗽，气喘，胸闷，胸痛；②呕吐。

【刺灸法】平刺 0.3~0.5 寸；可灸。

【附注】配伍应用：配中府、肺俞治疗咳嗽、气喘。

（十九）紫宫

【定位】仰卧位。在胸部，当前正中线上，平第 2 肋间。

【主治】咳嗽，气喘，胸闷，胸痛。

【刺灸法】平刺 0.3~0.5 寸；可灸。

【附注】配伍应用：配肺俞、天突、风门治疗咳嗽、气喘。

（二十）华盖

【定位】仰卧位。在胸部，当前正中线上，平第 1 肋间。

【主治】①咳嗽，气喘，胸痛；②咽喉肿痛。

【刺灸法】平刺 0.3~0.5 寸；可灸。

（二十一）璇玑

【定位】仰卧位。在胸部，当前正中线上，胸骨柄的中央，即天突穴下 1.0 寸处。

【主治】①咳嗽，气喘，胸痛；②咽喉肿痛。

【刺灸法】平刺 0.3~0.5 寸；可灸。

(二十二) 天突

【定位】仰靠坐位。在颈部，当前正中线上，胸骨上窝的中央。

【主治】①咳嗽，气喘，胸痛；②咽喉肿痛，暴喑；③瘿气，梅核气；④噎膈。

【刺灸法】先直刺 0.2~0.3 寸，当针尖超过胸骨柄的内缘后，将针尖向下，沿胸骨柄后缘、气管前缘，缓慢向下刺入 0.5~1.0 寸。必须严格掌握针刺的角度和深度，以防刺伤肺脏和有关动、静脉；可灸。

(二十三) 廉泉

【定位】仰靠坐位。在颈部，当前正中线上，喉结上方，舌骨体上缘中点凹陷处。

【主治】①舌强不语，暴喑，舌下肿痛，口舌生疮，舌缓流涎；②咽喉肿痛，吞咽困难。

【刺灸法】针尖向舌根方向斜刺 0.5~0.8 寸，一般不留针；可灸。

(二十四) 承浆

【定位】仰靠坐位。在面部，当颏唇沟的正中凹陷处。

【主治】①口㖞，面痛，齿龈肿痛，流涎，口舌生疮，暴喑；②消渴；③癫痫。

【刺灸法】斜刺 0.3~0.5 寸；可灸。

二、督脉

【经脉循行】①起于小腹内，下出于会阴部，向后经过尾骶（长强穴）；②行于脊柱内；③上达项后风府穴，进入脑内；④上行巅顶；⑤沿前额下行至鼻柱，经人中沟，止于上唇内（龈交穴）。

督脉者，起于下极之俞，并于脊里，上至风府，入属于脑。（《难经·二十八难》）

【联系脏腑器官】胞宫、脑、鼻、唇。

【主治概要】本经腧穴主要治疗神志病、热病，腰慨、脊背、头项局部病证及相应的内脏病证。例如：癫狂、痫证、昏厥、发热、疟疾、头痛、项强、腰脊疼痛等。

【本经腧穴】本经一名一穴，共28个穴位。首穴长强，末穴龈交。

（一）长强　络穴

【定位】跪伏或胸膝位。在尾骨端下，当尾骨尖端与肛门连线的中点处。

【主治】①痔疾，脱肛，泄泻，便秘；②小儿疳积；③癫狂痫；④腰脊、尾骶痛。

【刺灸法】针尖向上紧靠尾骨前面斜刺 0.5~1.0 寸，不宜直刺，以免刺穿直肠，引起感染；不灸。

（二）腰俞

【定位】俯卧位。在骶部，当后正中线上，适对骶管裂孔处。

【主治】①痔疾，脱肛，便血，便秘；②月经不调；③腰脊强痛，下肢痿痹；④痫证。

【刺灸法】向上斜刺 0.5~1.0 寸；可灸。

（三）腰阳关

【定位】俯卧位。在腰部，当后正中线上，第4腰椎棘突下凹陷中。

【主治】①腰骶疼痛，下肢痿痹；②遗精，阳痿；③月经不调，带下。

【刺灸法】直刺 0.5~1.0 寸；可灸。

【附注】配伍应用：腰阳关穴位于腰骶部，以治疗腰慨、腿痛为主。配肾俞、次髎、委中治疗寒湿性腰腿痛；配肾俞、环跳、委中、阳陵泉、昆仑治疗坐骨神经痛、下肢痿痹；本穴有调补肾气的作用，配关元、三阴交、次髎等穴，治疗遗精、阳痿、月经不调、带下；配膀胱俞、三阴交治疗遗尿。

（四）命门

【定位】俯卧位。在腰部，当后正中线上，第2腰椎棘突下凹陷中。

【主治】①遗精，阳痿，早泄；②月经不调，痛经，带下；③遗尿，尿频，泄泻；④腰痛，下肢痿痹。

【刺灸法】直刺0.5~1.0寸；可灸。

【附注】

（1）配伍应用：命门穴属督脉，位于两肾俞穴之间，有温补命门之火的作用，因肾阳不足所致诸证，灸之尤为相宜。配肾俞、太溪、关元、次髎、三阴交等穴，治疗遗精、阳痿、带下、月经不调；配肾俞治疗小便频数；配气海、关元、天枢、上巨虚治疗五更泻。

（2）据报道：①精子减少症：针刺命门、肾俞、关元、中极穴，出针后，隔姜灸3壮；②男子性功能障碍：针刺命门穴有一定疗效。

（五）悬枢

【定位】俯卧位。在腰部，当后正中线上，第1腰椎棘突下凹陷中。

【主治】①腹痛，泄泻，痢疾；②腰脊强痛。

【刺灸法】向上斜刺0.5~1.0寸；可灸。

（六）脊中

【定位】俯卧或俯伏坐位。在背部，当后正中线上，第11胸椎棘突下凹陷中。

【主治】①泄泻，痔疾，黄疸，小儿疳积；②癫痫；③腰脊强痛。

【刺灸法】向上斜刺 0.5~1.0 寸；可灸。

（七）中枢

【定位】俯卧或俯伏坐位。在背部，当后正中线上，第 10 胸椎棘突下凹陷中。

【主治】①胃痛，呕吐，腹胀，黄疸；②腰脊强痛。

【刺灸法】向上斜刺 0.5~1.0 寸；可灸。

（八）筋缩

【定位】俯卧或俯伏坐位。在背部，当后正中线上，第 9 胸椎棘突下凹陷中。

【主治】①腰脊强痛；②癫痫，抽搐；③胃痛。

【刺灸法】向上斜刺 0.5~1.0 寸；可灸。

（九）至阳

【定位】俯卧或俯伏坐位。在背部，当后正中线上，第 7 胸椎棘突下凹陷中。

【主治】①黄疸，胃痛；②咳嗽，气喘；③脊背强痛；④疟疾。

【刺灸法】向上斜刺 0.5~1.0 寸；可灸。

【附注】

（1）配伍应用：配阳陵泉、日月、支沟等穴治疗胸胁痛、黄疸；配心俞、内关治疗心律不齐。

（2）历代均用此穴治疗黄疸，并指出灸 7 壮，以黄汗出而有效。

（十）灵台

【定位】俯卧或俯伏坐位。在背部，当后正中线上，第 6 胸椎棘突下凹陷中。

【主治】①疔疮；②咳嗽，气喘；③胃痛，脊背强痛。

【刺灸法】向上斜刺 0.5~1.0 寸；可灸。

【附注】据报道：急性胃痛患者，在灵台、至阳穴处有明显压痛。

（十一）神道

【定位】俯卧或俯伏坐位。在背部，当后正中线上，第 5 胸椎棘突下凹陷中。

【主治】①心悸，心痛，失眠，健忘；②咳嗽，脊背强痛；③小儿惊痫。

【刺灸法】向上斜刺 0.5~1.0 寸；可灸。

（十二）身柱

【定位】俯卧或俯伏坐位。在背部，当后正中线上，第 3 胸椎棘突下凹陷中。

【主治】①身热，咳嗽，气喘；②脊背强痛；③癫痫；④疔疮。

【刺灸法】向上斜刺 0.5~1.0 寸；可灸。

【附注】据报道：①疟疾：在疟疾发作前 1.5 小时左右，取身柱点刺出血有良效；②毛囊炎：取身柱用三棱针挑刺，每周 1 次，或隔周 1 次。

（十三）陶道

【定位】俯卧或俯伏坐位。在背部，当后正中线上，第 1 胸椎棘突下凹陷中。

【主治】①热病，骨蒸潮热，疟疾；②咳嗽，气喘；③癫狂痫。

【刺灸法】向上斜刺 0.5~1.0 寸；可灸。

【附注】配伍应用：配风池、曲池、合谷、外关治疗感冒；配间使、外关、大抒治疗疟疾；配风池、风府、后溪治疗项背痛。

（十四）大椎

【定位】俯卧或俯伏坐位。在后正中线上，第 7 颈椎棘突下凹陷中。

【主治】①热病，骨蒸潮热，疟疾；②头项强痛，咳嗽，气喘；③癫痫，小儿惊风；④风疹，痤疮。

【刺灸法】向上斜刺 0.5~1.0 寸；可灸。

【附注】

（1）配伍应用：督脉总督诸阳经，大椎穴为"诸阳之会"，纯阳主表，有通阳解表、退热祛邪的作用，是治疗热证、表证、疟疾的常用穴之一。配风池、曲池、外关、合谷治疗热病；配风池、曲池治疗流行性感冒；配肺俞、风门治疗哮喘；配间使、后溪治疗疟疾；配水沟、曲池、后溪、合谷、太冲治疗小儿惊风；配肺俞、心俞治疗痤疮；配曲池、合谷、足三里、三阴交、脾俞等穴治疗白细胞减少症。

（2）据报道：①对肺功能的影响：大椎穴连续针刺一周后，可使呼吸功能增强，肺通气量增加，支气管痉挛得到缓解，气道阻力下降。②哮喘：取大椎、肺俞，夏季用瘢痕灸 7~9 壮，隔日 1 次，3 次为 1 疗程，有良效。③疟疾：针刺大椎、至阳、间使、后溪等穴，治疗疟疾有显著疗效。针后能加强大脑皮层的保护性抑制作用，不致遭受疟原虫的毒素刺激，同时使血中白细胞及淋巴细胞增多，有利于消灭疟原虫。④流行性感冒：针刺大椎、合谷、足三里、内关，治疗单纯型流行性感冒，一般针后 1 小时，体温开始下降，6~15 小时后可逐渐降至正常。⑤白细胞减少症针刺大椎、合谷、足三里等穴，治疗因"放疗"或"化疗"所致的白细胞减少症，可收到显著疗效，其有效率达 80%~90%。⑥热带嗜酸性粒细胞增多症：针刺大椎、肺俞、足三里等穴，治疗热带嗜酸性粒细胞增多症，针后嗜酸性粒细胞即可逐渐下降。⑦痤疮：以三棱针点刺出血后加拔火罐。

（十五）哑门

【定位】俯卧或正坐位。在项部，当后发际正中直上 0.5 寸，第 1 颈椎下。

【主治】①暴喑，舌强不语；②头痛，项强；③癫狂痫。

【刺灸法】伏案正坐，使头微前倾，项肌放松，向下颌方向缓慢刺入 0.5~1.0 寸。应严格掌握针刺的角度和深度，不可向上斜刺或深刺，以免刺入枕骨大孔，伤及延髓；可灸。

【附注】

（1）配伍应用：哑门穴是督脉、阳维脉的交会穴，入系舌本，故有开舌窍之功用。配涌泉、关冲治疗中风不语；配廉泉、神门治疗癔症失语；配风府、通里、合谷治疗暗哑；配水沟、百会、丰隆、后溪治疗癫狂、痫症。

（2）据报道：①提高听力：针哑门、风府、风池、耳门、听宫、听会、翳风、合谷、中渚等穴，一般能提高聋哑病人的听力，特别对有残余听力的病人效果比较明显，对癔症性失听、失语症亦有效；②假性延髓性麻痹：以哑门为主穴治疗假性延髓性麻痹疗效优于维生素类药物。

（十六）风府

【定位】俯卧或正坐位。在项部，当后发际正中直上 1.0 寸，枕外隆凸直下，两侧斜方肌之间凹陷中。

【主治】①头痛，眩晕，颈项强痛，目痛，鼻衄，咽喉肿痛；②中风不语，半身不遂；③癫狂痫。

【刺灸法】俯卧或伏案正坐，使头微前倾，项肌放松，向下颌方向缓慢刺入 0.5~1.0 寸。应严格掌握针刺的角度和深度，不可向上斜刺或深刺，以免刺入枕骨大孔，误伤延髓；可灸。

【附注】

（1）配伍应用：风府穴是足太阳、督脉、阳维之会穴，三经皆主阳，其病多与风邪有关，故能祛风散热，内、外风证皆可选用。配水沟、内关、四神聪治疗癫痫；配廉泉、通里、涌泉治疗中风舌强不语；配风池、水沟、合谷、太冲治疗小儿惊风；配大椎、合谷治疗感冒；配天柱、后溪治疗头痛项强。

（2）据报道：针刺风府穴对垂体性高血压有一定的降压作用。

（十七）脑户

【定位】俯伏坐位。在头部，当后发际正中直上2.5寸，枕外隆凸的上缘凹陷处。

【主治】①头痛，眩晕，项强；②癫痫。

【刺灸法】平刺0.5~0.8寸；可灸。

（十八）强间

【定位】正坐位或俯伏坐位。在头部，当后发际正中直上4.0寸。

【主治】①头痛，眩晕，项强；②癫狂。

【刺灸法】平刺0.5~0.8寸；可灸。

（十九）后顶

【定位】正坐位。在头部，当后发际正中直上5.5寸。

【主治】①头痛，眩晕；②癫狂痫。

【刺灸法】平刺0.5~0.8寸；可灸。

（二十）百会

【定位】正坐位。在头部，当前发际正中直上5.0寸。简易取穴法：两耳尖连线与头部正中线的交点处。

【主治】①头痛，眩晕，中风，晕厥，癫狂痫；②失眠，健忘；③脱肛，阴挺，久泄，久痢。

【刺灸法】平刺 0.5~0.8 寸；升阳举陷宜用灸法。

【附注】

（1）配伍应用：百会穴位于巅顶，为三阳五会之所，具有升提阳气，祛风熄风的作用，治疗中气下陷诸症及内、外风证。配气海、关元、足三里，治疗脱证、晕针、胃下垂、久泄、久痢；配长强、脾俞，艾条温和灸治疗小儿脱肛；配行间、丰隆穴治疗眩晕；灸百会穴 10~15 壮，治疗耳源性眩晕；配风池、太阳、合谷治疗外感头痛。

（2）据报道：①癫痫：针刺神门、阴郄、通里、百会、大陵等穴，对部分癫痫大发作患者，有调整脑电图的作用；②窒息：针刺百会穴对新生儿窒息有较好的疗效；③高血压：针刺高血压患者的曲泽、太阳、百会、人迎、足三里等穴，有一定降压作用，可引起明显的血管舒张反应；④偏瘫：艾灸百会、天窗治疗脑血管病所致的偏瘫，总有效率达 97%，并观察到患者脑血流图明显改善和血胆固醇与高血脂的下降；⑤震颤麻搏：针刺百会、前顶、承灵、悬颅，治疗强直性震颤麻搏症有效；⑥头痛、眩晕：各种原因导致的头痛、眩晕，针灸百会皆可获效；⑦子宫脱垂：隔附子片灸 3~4 壮，每日 1次，10 次为 1 疗程。

（二十一）前顶

【定位】正坐位。在头部，当前发际正中直上 3.5 寸。

【主治】①头痛，眩晕，癫狂痫；②鼻渊。

【刺灸法】平刺 0.5~0.8 寸；可灸。

（二十二）囟会

【定位】正坐位。在头部，当前发际正中直上 2.0 寸。

【主治】①头痛，眩晕，癫狂痫；②鼻渊。

【刺灸法】平刺 0.5~0.8 寸，小儿前囟未闭者禁针；可灸。

（二十三）上星

【定位】正坐位或仰靠坐位。在头部，当前发际正中直上 1.0 寸。

【主治】①头痛，眩晕，癫狂；②目痛，鼻渊，鼻衄；③热病，疟疾。

【刺灸法】平刺 0.5~0.8 寸；可灸。

【附注】配伍应用：配合谷、迎香治疗鼻渊；配风池、合谷治疗鼻衄；配百会、列缺治疗头痛。

（二十四）神庭

【定位】仰靠坐位。在头部，当前发际正中直上 0.5 寸。

【主治】①头痛，眩晕，失眠，癫狂痫；②目赤痛，鼻渊，鼻衄。

【刺灸法】平刺 0.5~0.8 寸；可灸。

（二十五）素髎

【定位】仰靠坐位。在面部，当鼻尖的正中央。

【主治】①昏迷，窒息，惊厥；②鼻塞，鼻渊，鼻衄，酒渣鼻。

【刺灸法】向上斜刺 0.3~0.5 寸，或点刺出血；不灸。

【附注】

（1）配伍应用：素髎穴具有急救作用，配内关、足三里治疗中毒性休克；配内关、涌泉用于触电急救；配迎香、合谷治疗酒渣鼻。

（2）据报道：①休克：针刺素髎、内关等穴抢救休克有良好的作用，可使病人血糖升高 42%（对照组则升高 7.7%），血压上升者占 87.5%；②调整血糖：针刺休克病人的素髎穴后 20 分钟可使血糖升高，但对糖尿病患者针后则有降低血糖水平的作用；③调节血压：动物实验证明，针刺动物素髎、水沟、会阴穴时，均可引起呼吸即时加强，并且针刺素髎、水沟在呼吸功能增强的程度上较针刺会阴穴为高。当分别造成家兔实验性低血压和实验性高血压时，针刺素髎分别有明显的升压和降压作用。

（二十六）水沟

【定位】仰靠坐位。在面部，当人中沟的上 1/3 与下 2/3 交点处。

【主治】①昏迷，晕厥，中风，中暑，急惊风，癫狂痫；②口㖞，面肿，鼻衄，齿痛，牙关紧闭；③腰脊强痛，闪挫腰痛；④消渴。

【刺灸法】向上斜刺 0.3～0.5 寸；或三棱针点刺出血；或用指甲按掐；不灸。

【附注】

（1）配伍应用：水沟穴有开窍启闭、疏经通络的作用，是急救要穴之一。配十二井穴或十宣、内关、足三里、涌泉治疗昏迷、厥证；配内关、十宣治疗中暑；配印堂治疗小儿急惊风；配会阴、中冲治疗溺水窒息；配委中治疗急性腰扭伤。

（2）据报道：①调整呼吸功能：针刺水沟穴对呼吸功能具有特异性的调整作用；②癔症性抽搐：取水沟、内关、阳陵泉、三阴交、太冲，用泻法，每日 1 次，10 次为 1 疗程；③小儿高热惊厥：配合谷，用泻法，得气后较大幅度提插捻转。

（二十七）兑端

【定位】仰靠坐位。在面部，当上唇的尖端，人中沟下端的皮肤与唇的移行部。

【主治】①口喎，齿龈肿痛；②昏厥，癫狂；③腰脊强痛。

【刺灸法】向上斜刺 0.2 寸；不灸。

（二十八）龈交

【定位】仰靠坐位。在上唇内，上唇系带与上齿龈的相接处。

【主治】①齿龈肿痛，鼻渊；②痔疾；③癫狂；④腰脊强痛。

【刺灸法】向上斜刺 0.2 寸；或三棱针点刺出血；不灸。

第二节　手三阴经

一、手太阴肺经

【经脉循行】①起于中焦，向下联络大肠；②回绕过来沿着胃的上口；③通过横膈；④属于肺脏；⑤从肺系（气管与咽喉）横行浅出侧胸上部（中府穴）；⑥向下沿着上臂内侧，循行在手少阴心经、手厥阴心包经的前缘；⑦下行到肘窝中⑧沿着前臂内侧桡骨的前缘；⑨进入腕后寸口；⑩经过鱼际部；⑪沿着鱼际的边缘；⑫止于拇指桡侧端（少商穴）。

腕后支脉：从腕后桡骨茎突上列缺穴分出，走向食指桡侧端（商阳穴），与手阳明大肠经相联接。

肺手太阴之脉，起于中焦，下络大肠，还循胃口，上膈属肺。从肺系，横出腋下，下循臑内，行少阴、心主之前，下肘中，循臂内上骨下廉，入寸口，上鱼，循鱼际，出大指之端。其支者，从腕后，直出次指内廉，出其端。（《灵枢·经脉》）

【联系脏腑器官】属肺，络大肠；与胃、气管、喉咙有联系。

【主治概要】本经腧穴主要治疗胸、肺、咽喉病，以及经脉循行部位的其他病证。例如：咳嗽、气喘、咯血、胸闷、胸痛、咽喉肿痛及上肢内侧前缘疼痛等。

【本经腧穴】本经一名二穴,左右各11个穴位。首穴中府,末穴少商。

(一) 中府 肺之募穴

【定位】正坐或仰卧。在胸前壁的外上方,云门下1寸,平第1肋间隙,前正中线旁开6.0寸处。

【主治】①咳嗽,气喘,胸痛;②肩背痛。

【刺灸法】向外斜刺,或平刺0.5~0.8寸,不可向内侧深刺,防止伤及肺脏;可灸。

【附注】

(1) 配伍应用:冲府配肺俞为"俞募"配穴,治疗咳喘、胸痛;配天突、膻中、尺泽穴治疗哮喘。

(2) 据报道:肺脏有病变时,中府穴处可有压痛。

(二) 云门

【定位】正坐或仰卧。在胸壁的外上方,肩胛骨喙突上方,锁骨下缘凹陷中,前正中线旁开6.0寸处。

【主治】①咳嗽,气喘,胸痛;②肩背痛。

【刺灸法】向外斜刺0.5~0.8寸,不可向内侧深刺,防止伤及肺脏;可灸。

(三) 天府

【定位】正坐,上臂自然下垂。在上臂内侧,肱二头肌桡侧缘,腋前纹头下3.0寸处。

【主治】①咳嗽,气喘,鼻衄;②瘿气;③上臂内侧痛。

【刺灸法】直刺0.5~0.8寸;可灸。

（四）侠白

【定位】正坐，上臂自然下垂。在臂内侧，肱二头肌桡侧缘，腋前纹头下 4.0 寸，或肘横纹上 5.0 寸处。

【主治】①咳嗽，气喘；②上臂内侧痛。

【刺灸法】直刺 0.5~0.8 寸；可灸。

（五）尺泽　合穴

【定位】微屈肘，仰掌。在肘横纹中，肱二头肌腱桡侧凹陷处。

【主治】①咳嗽，气喘，咳血，咽喉肿痛；②急性吐泻，中暑，小儿惊风；③肘臂挛痛。

【刺灸法】直刺 0.5~0.8 寸；或点刺出血；可灸。

【附注】

（1）配伍应用：尺泽穴能清肺热，常用于肺之实热或虚热证的治疗。配肺俞、中府治疗咳喘、胸痛；配鱼际、孔最治疗肺热咳血；配少商、鱼际治疗急性咽喉肿痛；配委中治疗急性吐泻；配合谷治疗肘臂挛痛屈伸不利。

（2）据报道：急性扁桃体炎，取双侧尺泽穴治疗，用三棱针快速点刺放血，出血量以 3~5 mL 为宜。

（六）孔最　郄穴

【定位】伸前臂仰掌。在前臂掌面桡侧，当尺泽与太渊的连线上，腕横纹上 7.0 寸。

【主治】①咳嗽，气喘，咳血，咽喉肿痛；②痔疮出血；③肘臂挛痛。

【刺灸法】直刺 0.5~1.0 寸；可灸。

【附注】

（1）配伍应用：孔最穴有清热宣肺、理气止血的作用，常配肺俞、膈俞治疗急性咳血；配肺俞、风门治疗咳嗽气喘。

（2）据报道：①咯血：孔最穴位注射鱼腥草注射液，每穴 2 mL，每日 1 次，治疗支气管炎或肺癌所致的咯血，效果较好。一般咯血停止后，继续治疗 7~10 天，以巩固疗效。另在孔最穴注射垂体后叶素 2~5U，每日 1 次，治疗支气管扩张、肺结核、肺脓肿所致的咯血。②鼻衄：针刺孔最穴，中等强度刺激，留针 30 分钟。③哮喘：电针孔最、鱼际穴，有较好的平喘作用。④戒烟：针刺孔最穴后，能及时改善因吸烟而导致的肺部血流改变，具有良好的调节性效应，起到保护心和肺脏的作用。

（七）列缺　络穴、八脉交会穴——通于任脉

【定位】微屈肘，侧腕掌心相对。在前臂桡侧缘，桡骨茎突上方，腕横纹上 1.5 寸，当肱桡肌与拇长展肌腱之间。简便取穴法：两手虎口自然平直交叉，一手食指按在另一手桡骨茎突上，食指尖下凹陷中是穴。

【主治】①咳嗽，气喘，咽喉肿痛；②头痛，颈项强痛，齿痛，口眼㖞斜；③上肢不遂。

【刺灸法】向上斜刺 0.3~0.5 寸；可灸。

【附注】

（1）配伍应用：列缺穴有疏风解表、宣肺通络的作用，是四总穴之一"头项寻列缺"。配合谷为"原络"配穴，治疗肺系及头项部病证；配太溪，治疗阴虚咽喉干痛、失音。

（2）据报道：①糖尿病：针刺列缺、气冲、太白等穴，并分别测定血糖含量和血管通透性，发现针后血糖明显降低，毛细血管通透性增高；②头痛：针刺列缺穴，针尖向肘部斜刺，使针感向上传至肘部，患者头痛可明显减轻。另在列缺穴埋针，每日 1 次，5 次为 1 疗程，治疗血管性头痛；③声音嘶哑：配照海，留针 30 分钟，间隔 2~3 分钟行针 1 次，效果较好。

（八）经渠　经穴

【定位】伸臂仰掌。在前臂掌面桡侧，桡骨茎突与桡动脉之间凹陷处腕横纹上 1.0 寸。

【主治】①咳嗽，气喘，胸痛，咽喉肿痛；②手腕痛。

【刺灸法】避开桡动脉，直刺 0.3~0.5 寸；不灸。

【附注】《针灸甲乙经》：不可灸，灸之伤人神明。

（九）太渊　输穴、原穴、八会穴之脉会

【定位】伸臂仰掌。在掌后腕横纹桡侧，桡动脉的桡侧。

【主治】①咳嗽，气喘，咽喉肿痛；②无脉症；③手腕痛。

【刺灸法】避开桡动脉，直刺 0.3~0.5 寸；不宜直接灸。

【附注】

（1）配伍应用：配偏历为"原络"配穴，治疗外感头痛、咳嗽；配丰隆、阴陵泉、三阴交治疗内伤咳嗽痰多；配内关、冲阳、三阴交治疗无脉症。

（2）据报道：①心脏早搏：取左太渊穴向上斜刺 0.3 寸，撚转 30 秒，使患者有酸胀感为宜，每隔 10 分钟行针 1 次；②哮喘：针刺太渊、定喘穴，得气后行平补平泻法。

（十）鱼际　荥穴

【定位】侧腕掌心相对，自然半握拳。约当第 1 掌骨中点桡侧，赤白肉际处。

【主治】①外感热病，咳嗽，咯血，咽喉肿痛，失音；②小儿疳积。

【刺灸法】直刺 0.5~0.8 寸；可灸。

【附注】

（1）配伍应用：鱼际穴具有清肺热、利咽喉的作用，常用于治疗外感热病、肺热咳血、咽喉肿痛。配大椎、肺俞治疗外感热病；配商阳、合谷治疗急性咽喉肿痛；配肺俞、肾俞、间使、神门、合谷治疗失音；配天突、大椎、肺俞治疗哮喘急性发作。

（2）据报道：①哮喘：针刺鱼际穴可立即缓解支气管痉挛，增加肺的通气量，治疗哮喘有较好的疗效；②急性咽炎：取鱼际穴进针得气后，施以透天凉手法反复操作，留针30分钟，待凉感消失后出针，不闭针孔。

（十一）少商　井穴

【定位】伸拇指。在拇指桡侧，指甲角旁0.1寸。

【主治】①热病，昏迷，中暑，小儿惊风；②咽喉肿痛，鼻衄，咳嗽；③癫狂；④指端麻木。

【刺灸法】浅刺0.1寸；或用三棱针点刺出血；可灸。

【附注】

（1）配伍应用：少商穴具有清热利咽、开窍醒神的作用，三棱针点刺出血，配合谷治疗急性咽喉肿痛；配内关治疗失音；配天突、合谷治疗喉头痉挛；配伍其他井穴及水沟、太冲、合谷等穴治疗中风昏迷、中暑。

（2）据报道：针刺少商，或用三棱针点刺出血，治疗重症肺炎所致的高热、惊厥，有较快的退热作用。

二、手少阴心经

【经脉循行】①起于心中，出属于心系（心与其他脏器相连的组织）；②向下通过横膈，联络小肠。

心系支脉：①从心系；②挟着食管上行；③连系于目系（眼球后与脑相连的组织）。

心系直行主干：①从心系上行至肺，再横行向下浅出于腋窝部（极泉穴）；②沿着上臂内侧，循行在手太阴肺经、手厥阴心包经的后缘；③下行到肘窝，沿着前臂内侧后缘；④经掌后豌豆骨部；⑤进入掌内，行于4、5掌骨之间；⑥沿小指的桡侧到指端（少冲穴），与手太阳小肠经相联接。

心手少阴之脉，起于心中，出属心系，下膈，络小肠。其支者，从心系，上挟咽，系目系。其直者，复从心系，却上肺，下出腋下，下循臑内后廉，行太阴、心主之后，下肘内，循臂内后廉，抵掌后锐骨之端，入掌内后廉，循小指之内，出其端。（《灵枢·经脉》）

【联系脏腑器官】属心，络小肠；与肺、心系、食管、目系有联系。

【主治概要】本经腧穴主要治疗心、胸、神志病，以及经脉循行部位的其他病证。例如：心悸、心痛、失眠、癫狂痫及上肢内侧后缘疼痛等。

【本经腧穴】本经一名二穴，左右各9个穴位。首穴极泉，末穴少冲。

（一）极泉

【定位】正坐或仰卧位，上臂外展。在腋窝顶点，腋动脉搏动处。

【主治】①心悸，心痛，胁肋疼痛；②肩臂疼痛，上肢不遂；③瘰疬。

【刺灸法】上肢外展，避开腋动脉，直刺，或斜刺0.3~0.5寸；不灸。

【附注】

（1）配伍应用：配神门、内关治疗心悸、心痛；配肩髃、曲池治疗肩臂痛、上肢不遂。

（2）据报道：心动过速，取左侧极泉穴，用食指前后来回弹拨，每分钟60次左右，5~10分钟即可缓解症状。

（二）青灵

【定位】正坐或仰卧位，举臂。在臂内侧，当极泉与少海的连线上，肘横纹上3寸，肱二头肌的尺侧缘。

【主治】①心痛，胁痛；②肩臂痛。

【刺灸法】直刺0.5~1.0寸；可灸。

（三）少海　合穴

【定位】屈肘。当肘横纹内侧端与肱骨内上髁连线的中点处。

【主治】①心痛，癫狂痫；②肘臂挛痛，麻木；瘰疬。

【刺灸法】直刺0.5~1.0寸；可灸。

（四）灵道　经穴

【定位】仰掌。在前臂掌侧，肘横纹上1.5寸，当尺侧腕屈肌腱的桡侧缘。

【主治】①心痛，心悸；②暴喑；③肘臂挛痛。

【刺灸法】直刺0.3~0.5寸，不宜深刺，以免伤及尺动脉、尺神经；可灸。

（五）通里　络穴

【定位】仰掌。在前臂掌侧，腕横纹上1.0寸，当尺侧腕屈肌腱的桡侧缘。

【主治】①心悸，怔忡；②暴喑，舌强不语；③腕臂痛。

【刺灸法】直刺0.3~0.5寸，不宜深刺，以免伤及尺动脉，尺神经；可灸。

【附注】

（1）配伍应用：通里穴具有通心络、利舌咽的作用，偏治心病之实证及舌强不语。配内关、心俞治疗心悸、怔忡、心痛；配廉泉、涌泉治疗舌强不语、癔症失语。

（2）据报道：①癫痫：针刺通里穴对大脑皮层功能有调整作用，可使部分癫痫大发作患者的脑电图趋于规则化；②对心脏功能的影响：针刺正常人通里穴，对绝大多数受试者的心电图波形有不同程度的影响，以胸前导联为明显。

（六）阴郄　郄穴

【定位】仰掌。在前臂掌侧，腕横纹上 0.5 寸，当尺侧腕屈肌腱的桡侧缘。

【主治】①心痛，心悸；②吐血，衄血；③骨蒸盗汗。

【刺灸法】直刺 0.3～0.5 寸，不宜深刺，以免伤及尺动脉、尺神经；可灸。

【附注】配伍应用：阴郄穴有行气活血、养阴清热的作用，配心俞、内关、神道治疗心悸、心痛；配尺泽、鱼际治疗血热之衄血、吐血；配膏肓、三阴交、复溜、后溪治疗潮热盗汗。

（七）神门　输穴、原穴

【定位】仰掌。在腕部，腕横纹尺侧端，当尺侧腕屈肌腱的桡侧凹陷处。

【主治】①心痛，心烦，惊悸，怔忡；②失眠，健忘，癫狂、痫证。

【刺灸法】直刺 0.3～0.5 寸；可灸。

（八）少府　荥穴

【定位】仰掌。在手掌面，第 4、第 5 掌骨之间，握拳时当小指尖下是穴。

【主治】①心悸，心痛；②阴痒，小便不利；③小指挛痛，掌心热。

【刺灸法】直刺 0.3～0.5 寸；可灸。

【附注】配伍应用：少府穴具有清心泻火的作用，常配劳宫等穴治疗心火亢盛所致的诸症，如心烦、口臭、舌疮、衄血、尿赤、尿血、阴痒、掌心热等。

（九）少冲　井穴

【定位】仰掌。在手小指桡侧，指甲角旁0.1寸。

【主治】①昏迷，热病，癫狂；②心悸，心痛。

【刺灸法】浅刺0.1寸；或用三棱针点刺出血；可灸。

【附注】配伍应用：少冲穴有清心、开窍、醒神的作用，配曲池、大椎穴治疗热病；配其他井穴或十宣、水沟、百会治疗中风昏迷；配心俞、内关穴治疗心悸、心痛、癫狂。

三、手厥阴心包经

【经脉循行】①起于胸中，出属于心包络；②向下通过横膈；③从胸至腹，依次联络上、中、下三焦。

胸部支脉：①沿着胸中；②出于胁部，从腋下3寸的侧胸部（天池穴）；③上行到腋下；④沿着上臂内侧，循行在手太阴肺经、手少阴心经之间；⑤下行到肘窝中；⑥再向下行于前臂的掌长肌腱与桡侧腕屈肌腱之间；⑦进入掌中2、3掌骨之间；⑧沿着中指桡侧到指端（中冲穴）。

掌中支脉：从掌中劳宫穴处分出，沿着无名指到指端（关冲穴），与手少阳三焦经相连接。

心主手厥阴心包络之脉，起于胸中，出属心包络，下膈，历络三焦。其支者，循胸出胁，下腋三寸，上抵腋下，循臑内，行太阴、少阴之间，入肘中，下臂，行两筋之间，入掌中，循中指，出其端。其支者，别掌中，循小指次指出其端。（《灵枢·经脉》）

【联系脏腑器官】属心包，络三焦。

【主治概要】本经腧穴主要治疗心、胸、胃病，神志病，以及经脉循行部位的其他病证。例如：心悸、心痛、胸痛、胃痛、呕吐、癫狂及肘臂挛痛等。

【本经腧穴】本经一名二穴，左右各9个穴位。首穴天池，末穴中冲。

（一）天池

【定位】正坐或仰卧位。在胸部，当第4肋间隙，乳头外1.0寸，前正中线旁开5.0寸。

【主治】①咳嗽，气喘，胸胁疼痛；②乳痈。

【刺灸法】斜刺，或平刺0.3～0.5寸，不可深刺，以免伤及心、肺；可灸。

【附注】配伍应用：配膻中、乳根、少泽治疗乳痈。

（二）天泉

【定位】正坐或仰卧位。在臂内侧，当腋前纹头下2.0寸，肱二头肌的长、短头之间。

【主治】①心痛，胸胁胀痛；②咳嗽；③上臂痛。

【刺灸法】直刺0.5～0.8寸；可灸。

（三）曲泽　合穴

【定位】正坐或仰卧位，微屈肘。在肘横纹中，在肱二头肌腱的尺侧缘。

【主治】①心痛，心悸；②胃痛，呕吐，泄泻；③热病，中暑，瘾疹；④肘臂挛痛。

【刺灸法】直刺0.8～1.0寸；或点刺出血；可灸。

【附注】

（1）配伍应用：曲泽配委中称为"四弯穴"，用三棱针点刺出血多用于急性高热、急性吐泻、急性腹痛、中暑、厥证、四肢拘挛等危急重症的治疗。配内关、中脘治疗呕吐；配内关、大陵治疗心胸痛。

（2）据报道：①冠心病心绞痛：用温和灸曲泽穴治疗冠心病心绞痛有一

定疗效，患者胸闷减轻，心前区舒适，心功能等参数均得到改善；②手足抽搦症：以疼痛、痉挛性肌肉收缩为特征，伴麻木的手足抽搦症的患者，针刺曲泽穴后取得满意效果。

（四）郄门　郄穴

【定位】正坐或仰卧位，仰掌。在前臂掌侧，当曲泽与大陵的连线上，腕横纹上5.0寸，掌长肌腱与桡侧腕屈肌腱之间。

【主治】①心悸，心痛；②呕血，咳血；③癫痫。

【刺灸法】直刺0.5~1.0寸；可灸。

【附注】配伍应用：郄门穴具有止痛、止血的作用，常用于治疗急性心痛、胸痛和出血证。配神门、心俞治疗心悸、心绞痛；配中脘、膈俞治疗呕血；配尺泽、肺俞治疗咳血。

（五）间使　经穴

【定位】正坐或仰卧位，仰掌。在前臂掌侧，当曲泽与大陵的连线上，腕横纹上3.0寸，掌长肌腱与桡侧腕屈肌腱之间。

【主治】①心悸，心痛；②胃痛，呕吐；③热病，疟疾；④癫狂痫。

【刺灸法】直刺0.5~1.0寸；可灸。

【附注】

（1）配伍应用；间使穴具有调心、和胃、祛疟的作用。配心俞、神门治疗心悸；配水沟、后溪治疗癫狂；配中脘、胃俞、足三里治疗胃痛、呕吐；配大椎、后溪、大抒治疗疟疾、热病。

（2）据报道：取间使、内关针刺治疗冠心病，可增强心肌的收缩力，减慢心率，增加冠脉流量和心肌血氧供应量，降低心肌氧耗量，减轻缺血心肌损伤的程度，改善心电图。

（六）　内关　络穴、八脉交会穴——通于阴维脉

【定位】正坐或仰卧位，仰掌。在前臂掌侧，当曲泽与大陵的连线上，腕横纹上 2.0 寸，掌长肌腱与桡侧腕屈肌腱之间。

【主治】①心悸，心痛，胸闷；②胃痛，呕吐，呃逆；③眩晕，头痛，失眠，癫狂痫；④上肢痹痛，偏瘫。

【刺灸法】直刺 0.5~1.0 寸；可灸。

（七）　大陵　输穴、原穴

【定位】正坐或仰卧位，仰掌。在腕掌横纹的中点，当掌长肌腱与桡侧腕屈肌腱之间。

【主治】①心悸，心痛，胸胁痛；②癫狂痫；③胃痛，呕吐；④手腕痛，腕下垂。

【刺灸法】直刺 0.3~0.5 寸，可灸。

（八）　劳宫　荥穴

【定位】正坐或仰卧位，仰掌。在掌心，当第 2、3 掌骨之间，偏于第 3 掌骨，握拳屈指时中指尖下是穴。

【主治】①心痛；②中风昏迷，中暑；③癫狂痫；④口疮，口臭。

【刺灸法】直刺 0.3~0.5 寸；可灸。

【附注】配伍应用：劳宫穴具有清心泄热的作用，擅治心火旺盛之证。配水沟、涌泉治疗中风昏迷、中暑；配水沟、百会、太冲治疗癫狂；配内庭、太冲治疗口疮。

（九）　中冲　井穴

【定位】正坐或仰卧位。在手中指尖端中央。

【主治】①中风昏迷，中暑，热病，小儿惊风；②心痛，舌强肿痛。

【刺灸法】浅刺 0.1 寸；或用三棱针点刺出血；可灸。

第三节　手三阳经

一、手阳明大肠经

【经脉循行】①起于食指桡侧端（商阳穴），沿着食指桡侧上行；②经过掌背第 1、2 掌骨之间，进入拇长伸肌腱与拇短伸肌腱之间；③沿前臂桡侧缘；④至肘部外侧；⑤再沿上臂外侧前缘；⑥上走肩部；⑦沿肩峰前缘；⑧向后交会于大椎穴；⑨再前行向下进入锁骨上窝部；⑩联络肺脏；⑪通过横膈；⑫属于大肠。

锁骨上窝部支脉：①从锁骨上窝部，上行颈旁；②经过面颊；③进入下齿龈中；④回绕至上唇，左右两脉在水沟穴交叉后，左脉向右，右脉向左，上行至鼻翼两旁（迎香穴），与足阳明胃经相连接。

大肠手阳明之脉，起于大指次指之端，循指上廉，出合谷两骨间，上入两筋之中，循臂上廉，入肘外廉，上臑外前廉，上肩，出髃骨之前廉，上出于柱骨之会上，下入缺盆，络肺，下膈，属大肠。其支者，从缺盆上颈，贯颊，入下齿中，还出挟口，交人中——左之右，右之左，上挟鼻孔（《灵枢·经脉》）。

【联系脏腑器官】属大肠，络肺；与口、下齿、鼻有联系。

【主治概要】本经腧穴主要治疗头面、五官、咽喉病，胃肠病，热病以及经脉循行部位的其他病证。例如：头痛、齿痛、鼻病、咽喉肿痛、口眼㖞斜、热病、泄泻、痢疾、上肢外侧前缘疼痛等。

【本经腧穴】本经一名二穴，左右各 20 个穴位。首穴商阳，末穴迎香。

（一）商阳　井穴

【定位】伸食指。在食指桡侧，指甲角旁 0.1 寸。

【主治】①热病，昏迷；②咽喉肿痛，齿痛；③食指麻木。

【刺灸法】浅刺 0.1 寸；或用三棱针点刺出血；可灸。

【附注】配伍应用：商阳穴具有宣肺解表、清热开窍的功用。配少商、合谷治疗咽喉肿痛；配中冲、关冲治疗高热、昏迷、中暑、小儿惊风。

（二）二间　荥穴

【定位】侧腕对掌，微握拳。在食指桡侧，第 2 掌指关节前凹陷处。

【主治】①齿痛，鼻衄，咽喉肿痛；②热病；③食指屈伸不利。

【刺灸法】直刺 0.2 寸；可灸。

（三）三间　输穴

【定位】侧腕对掌，微握拳。在食指桡侧，第 2 掌指关节后凹陷处。

【主治】①目眦痛，齿痛，咽喉肿痛；②腹胀，肠鸣，泄泻；③手背肿痛。

【刺灸法】直刺 0.3~0.5 寸；可灸。

【附注】配伍应用：三间穴功偏止痛，对于因阳明实热引起的目眦痛、齿痛、咽喉肿痛效果较好。配阳溪治疗咽喉肿痛。

（四）合谷　原穴

【定位】侧腕对掌，微握拳。在手背第 1、2 掌骨之间，当第 2 掌骨桡侧的中点处。简便取穴法：以一手的拇指指间关节横纹，与另一手拇、食指之间的指蹼缘重叠，当拇指尖下是穴。

【主治】①头痛，目赤肿痛，齿痛，鼻衄，耳聋，咽喉肿痛，口眼㖞斜，口噤，疟腮；②热病，小儿惊风，无汗或多汗；③痛经，经闭，滞产，胞衣不下；④胃痛，腹痛，便秘，泄泻，痢疾；⑤上肢疼痛不遂；⑥瘾疹。

【刺灸法】直刺0.5~1.0寸；孕妇禁针；可灸。

【附注】

（1）配伍应用：合谷穴具有祛风解表、调和营卫、镇惊止痛、泻热开闭的作用，凡表证、热病、汗症、多种痛证、妇人经闭、滞产、抽搐等，皆可以本穴作为主穴。合谷是四总穴之一"面口合谷收"。根据经脉所过，主治所及的规律，合谷是治疗头面五官诸疾要穴和胃肠病证的主要配穴之一。配颊车、下关治疗牙痛；配少商治疗咽喉肿痛；配地仓、颊车治疗口眼㖞斜；配风池、翳风治疗疟腮；配迎香治疗鼻疾；配翳风、听宫治疗暴发耳聋；配风池、大椎、曲池治疗外感发热、头痛、荨麻疹；配复溜治疗无汗或多汗；配三阴交治疗月经不调、痛经、经闭、滞产；配天枢、上巨虚治疗痢疾；配肩髃、曲池、外关治疗上肢痹症或瘫痪；配太冲名为"四关穴"，治疗抽搐、小儿惊风、癫狂、眩晕等。

（2）据报道：①镇痛：电针合谷穴可提高胃镜检查成功率，其优点是镇痛效果显著，肌肉松弛良好，无明显副作用，另外能减轻扁桃体摘除术后的自发性疼痛及吞咽疼痛；②催产：在两合谷穴分别注射缩宫素0.2U，治疗第2产程子宫收缩无力，能增强宫缩，延长宫缩时间，缩短产程，其产后出血的发生率也明显减少；③调理胃肠道功能：针刺合谷、足三里穴能使胃切除术后肠胀气的患者，肛门排气时间明显提前；④血小板减少：针刺或艾灸结核病和脾性全血细胞减少患者的合谷、足三里等穴，血小板数目明显增加，停针后2个月内，仍维持正常水平。

（五）阳溪　经穴

【定位】侧腕对掌，伸前臂。在腕背横纹桡侧，拇指向上翘起时，当拇短伸肌腱与拇长伸肌腱之间的凹陷中。

【主治】①头痛，耳鸣，耳聋，咽喉肿痛；②手腕疼痛无力。

【刺灸法】直刺0.3~0.5寸；可灸。

【附注】配伍应用：阳溪多用于阳明火盛引起的咽喉肿痛、耳鸣等症的治疗。配翳风、听宫治疗耳鸣，耳聋；配列缺治疗腕部腱鞘炎；配阳池、阳谷治疗腕关节痛。

（六）偏历　络穴

【定位】侧腕对掌，伸前臂。在前臂背面桡侧，当阳溪与曲池的连线上，腕横纹上3.0寸。

【主治】①耳鸣，鼻衄，咽喉疼痛；②手臂疼痛；③水肿，腹胀。

【刺灸法】直刺或斜刺0.3~0.5寸；可灸。

（七）温溜　郄穴

【定位】侧腕对掌，伸前臂。在前臂背面桡侧，当阳溪与曲池的连线上，腕横纹上5.0寸。

【主治】①肠鸣，腹痛；②头痛，面肿，咽喉肿痛；③肩臂痛。

【刺灸法】直刺0.5~1.0寸；可灸。

（八）下廉

【定位】侧腕对掌，伸前臂。在前臂背面桡侧，当阳溪与曲池连线上，肘横纹下4.0寸。

【主治】①腹胀，腹痛；②肘臂疼痛；③头痛，眩晕。

【刺灸法】直刺0.5~1.0寸；可灸。

（九）上廉

【定位】侧腕对掌，伸前臂。在前臂背面桡侧，当阳溪与曲池连线上，肘横纹下 3.0 寸。

【主治】①肘臂麻木疼痛，上肢不遂；②肠鸣，腹痛。

【刺灸法】直刺 0.5~1.0 寸；可灸。

（十）手三里

【定位】侧腕对掌，伸前臂。在前臂背面桡侧，当阳溪与曲池连线上，肘横纹下 2.0 寸。

【主治】①腹痛，腹泻；②肩臂疼痛，上肢不遂；③齿痛。

【刺灸法】直刺 0.5~1.0 寸；可灸。

【附注】

（1）配伍应用：配曲池、肩髃等穴，疏通经络，治疗肩臂疼痛；配足三里治疗腹胀、腹痛、腹泻。

（2）据报道：肩周炎患者多数在患侧手三里穴处可有明显压痛，针刺、艾灸或穴位注射手三里穴，配用局部其他穴，均有良效。

（十一）曲池　合穴

【定位】侧腕，屈肘。在肘横纹外侧端与肱骨外上髁连线的中点。

【主治】①热病，疟疾；②目肿赤痛，齿痛，咽喉肿痛；③腹痛，吐泻，痢疾；④丹毒，瘾疹，湿疹，瘰疬；⑤手臂痹痛，上肢不遂；⑥癫狂。

【刺灸法】直刺 1.0 寸左右；可灸。

【附注】

（1）配伍应用：曲池穴以祛风解表、清热通络为其治疗特点，是治疗表证、热病、皮肤病、上肢不遂的常用主穴之一。配大椎、合谷、外关治疗表证、热证；配足三里、天枢治疗泄泻、痢疾；配合谷、膈俞、血海、委中治疗丹毒、荨麻疹、皮肤瘙痒；配肩髃、手三里、合谷治疗上肢不遂。

（2）据报道：①原发性高血压：高血压患者针刺曲池穴后，收缩压及舒张压均有不同程度的降低，对脑血流有不同程度的改善；②糖尿病：以曲池、三阴交、阳陵泉穴为主，结合分型配穴治疗糖尿病，2 个月后，75%的患者血糖均有不同程度的降低；③阑尾炎：用强刺激手法针刺曲池、阑尾穴，对实验性阑尾炎有肯定的治疗作用；④荨麻疹：曲池穴位注射胎盘组织液，加服马来酸氯苯那敏治疗荨麻疹，有较好的效果；⑤斑秃：曲池、足三里，穴位注射维生素 B_1 效果良好。

（十二）肘髎

【定位】正坐屈肘，自然垂上臂。在肘臂外侧，曲池穴外上方 1.0 寸，当肱骨边缘处。

【主治】肘臂挛急疼痛。

【刺灸法】直刺 0.5~1.0 寸；可灸。

【附注】配伍应用：配曲池、手三里治疗肱骨外上髁炎。

（十三）手五里

【定位】正坐，自然垂上臂。在臂外侧，当肩髃与曲池的连线上，曲池上 3.0 寸。

【主治】①肘臂挛痛；②瘰疬。

【刺灸法】直刺 0.5~1.0 寸；可灸。

（十四）臂臑

【定位】正坐，自然垂上臂。在臂外侧，三角肌止点处，当肩髃与曲池连线上，曲池穴上 7.0 寸。

【主治】①目疾；②肩臂疼痛；③瘰疬。

【刺灸法】直刺 0.5~1.0 寸，或向上斜刺 0.8~1.2 寸；可灸。

【附注】配伍应用：配养老、球后、光明治疗视力减弱。

（十五）肩髃

【定位】正坐。外展上臂平肩，若肩臂活动困难者可自然垂臂。在肩峰端下缘，当肩峰与肱骨大结节之间，三角肌上部。上臂外展或向前平伸时，当肩峰前下方凹陷处。

【主治】①肩臂疼痛，上肢不遂；②瘾疹。

【刺灸法】直刺，或向下斜刺1寸左右；可灸。

【附注】配伍应用：配肩髎、肩贞、臑俞治疗肩关节周围炎；配曲池、外关、合谷治疗上肢不遂。

（十六）巨骨

【定位】正坐。在肩上部，当锁骨肩峰端与肩胛冈之间凹陷处。

【主治】①肩臂疼痛，上肢抬举不利；②瘿气，瘰疬。

【刺灸法】直刺，或微斜向外下方刺0.5~1.0寸，不可深刺；可灸。

（十七）天鼎

【定位】正坐微仰头，或仰卧位。在颈外侧部，胸锁乳突肌后缘，当喉结旁，扶突穴与缺盆穴连线的中点。

【主治】①咽喉肿痛，暴喑；②瘿气，瘰疬。

【刺灸法】直刺0.3~0.5寸；可灸。

（十八）扶突

【定位】正坐微仰头，或仰卧位。在颈外侧部，喉结旁，当胸锁乳突肌的前、后缘之间。

【主治】①咽喉肿痛，暴喑；②瘿气，瘰疬；③咳嗽，气喘。

【刺灸法】直刺0.5~0.8寸，注意避开颈动脉，不可针刺过深，一般不宜使用电针，以免引起迷走神经反应；可灸。

【附注】据报道：针刺扶突、足三里、太冲用于甲状腺瘤、甲状腺囊肿、甲状腺次全或全叶切除术，镇痛效果良好，针麻优良率达90%以上。

（十九）口禾髎

【定位】正坐或仰卧位。在上唇部，鼻孔外缘直下，平水沟穴。

【主治】①鼻塞，衄蚵；②口喎，口噤。

【刺灸法】直刺，或斜刺0.3~0.5寸；可灸。

（二十）迎香

【定位】正坐或仰卧位。在鼻翼外缘中点旁开约0.5寸，当鼻唇沟中。

【主治】①鼻塞，鼻渊，衄蚵；②口喎，面痒，面肿；③胆道蛔虫病。

【刺灸法】向内上方斜刺，或平刺0.3~0.5寸；不宜灸。

【附注】

（1）配伍应用：迎香穴是治疗鼻和面部病症的主穴之一。配印堂、合谷治疗鼻渊；配上星、风池、合谷治疗鼻衄；配水沟、合谷治疗面肿；配阳白、四白、地仓、翳风等穴治疗面瘫。

（2）据报道：①鼻炎：迎香是治疗鼻病的首选穴，针刺或用泼尼松龙穴位注射迎香穴治疗过敏性鼻炎、慢性鼻炎，效果满意；②胆道蛔虫病：迎香透刺四白穴治疗胆道蛔虫病，止痛效果良好，一般0.5小时左右即可缓解疼痛，2小时左右疼痛消失。

二、手太阳小肠经

【经脉循行】①起于小指尺侧端（少泽穴）；②沿手背尺侧上至手腕部；③直上沿前臂外侧后缘，至肘部经尺骨鹰嘴与肱骨内上髁之间；④沿上臂外侧后缘；⑤上出肩关节部；⑥绕行肩胛部；⑦交会于大椎穴；⑧前行向下进入锁骨上窝部；⑨联络心脏；⑩沿着食管；⑪通过横膈；⑫到达胃部；⑬属于小肠。

锁骨上窝部支脉：①从锁骨上窝部；②沿着颈旁；③上达面颊；④经目外眦；⑤转入耳中（听宫穴）。

面颊部支脉：①从面颊部分出，经颧骨部抵达鼻旁；②到目内眦（睛明穴），与足太阳膀胱经相联接。

小肠手太阳之脉，起于小指之端，循手外侧上腕，出踝中，直上循臂骨下廉，出肘内侧两筋之间，上循臑外后廉，出肩解，绕肩胛，交肩上，入缺盆，络心，循咽，下膈，抵胃，属小肠。其支者，从缺盆循颈，上颊，至目锐眦，却入耳中。其支者，别颊上䪼，抵鼻，至目内眦（斜络于颧）（《灵枢·经脉》）。

【联系脏腑器官】属小肠，络心；与胃、食管、眼、耳、鼻有联系。

【主治概要】本经腧穴主要治疗头项、耳、目、咽喉病，热病，神志病以及经脉循行部位的其他病证。例如：头痛、耳鸣、耳聋、目翳、咽喉肿痛、热病、癫狂及肩臂外侧后缘疼痛等。

【本经腧穴】本经一名二穴，左右各 19 个穴位。首穴少泽，末穴听宫。

（一）少泽　井穴

【定位】俯掌。在手小指尺侧，指甲角旁 0.1 寸。
【主治】①热病，昏迷；②产后乳少，乳痈；③头痛，咽喉肿痛。
【刺灸法】浅刺 0.1 寸；或用三棱针点刺出血；可灸。
【附注】
（1）配伍应用：少泽穴可调达气血而通乳，常与膻中、乳根、合谷等穴配伍使用，是治疗产后乳少的有效穴。配水沟、涌泉、其他井穴治疗热病、昏迷。
（2）据报道：针刺少泽、膻中穴，可使产后乳少妇女生乳素含量增加，促进乳汁分泌而治疗产后乳少。

（二）前谷　荥穴

【定位】微握拳。在手尺侧，第 5 掌指关节前，掌指横纹头赤白肉际处。

【主治】①热病，头痛，耳鸣，咽喉肿痛；②产后乳少；③手指麻木。

【刺灸法】直刺 0.2 寸；可灸。

【附注】配伍应用：配睛明、太阳治疗目痛、目翳。

（三）后溪　输穴、八脉交会穴——通于督脉

【定位】微握拳。在手掌尺侧，当第 5 掌指关节后的远端掌横纹头赤白肉际处。

【主治】①头项强痛，腰背痛，手指及肘臂挛急；②目赤，耳鸣，耳聋，咽喉肿痛；③热病，疟疾；④癫狂、痫证。

【刺灸法】直刺 0.5~1.0 寸，或向合谷穴方向透刺；可灸。

【附注】

（1）配伍应用：后溪穴通督脉，配申脉，为八脉交会穴之上下配穴，用于治疗头项强痛、肩背痛、目赤肿痛、落枕。配水沟治疗急性腰扭伤；配翳风、听宫治疗耳鸣、耳聋；配大椎治疗发热、疟疾；后溪透刺合谷治疗手指挛痛。

（2）据报道：①急性腰扭伤：针刺后溪穴，刺入后大幅度捻转 5~10 次，强刺激，得气后令患者活动腰部；②面肌痉挛：针刺同侧后溪穴，得气后施以大幅度捻转提插手法 5~7 次，针感以病人能耐受为度，如果症状无减轻者，取双侧穴，每日 1 次，每次 30 分钟。

（四）腕骨　原穴

【定位】俯掌。在手掌尺侧，当第 5 掌骨基底与钩骨之间的凹陷处。

【主治】①耳鸣，目翳；②头项强痛，指挛腕痛；③热病，疟疾；④黄疸，消渴。

【刺灸法】直刺 0.3~0.5 寸；可灸。

【附注】配伍应用：配太冲、肝俞、胆俞、阳陵泉治疗黄疸、胁痛；配足三里、三阴交治疗消渴。

（五）阳谷 经穴

【定位】俯掌。在手腕尺侧，当尺骨茎突与三角骨之间的凹陷处。

【主治】①头痛，耳鸣，耳聋；②热病；③癫狂痫；④腕臂痛。

【刺灸法】直刺 0.3~0.5 寸；可灸。

【附注】配伍应用：配阳溪、阳池治疗腕关节痛；配百会、涌泉治疗癫痫。

（六）养老 郄穴

【定位】掌心向胸。在前臂背面尺侧，当尺骨茎突桡侧骨缝凹陷中。

【主治】①目视不明；②落枕，肩背肘臂痛；③急性腰痛。

【刺灸法】以掌心向胸姿势，直刺或向肘部方向斜刺 0.5~0.8 寸；可灸。

（七）支正 络穴

【定位】掌心对胸。在前臂背面尺侧，当阳谷与小海的连线上，腕背横纹上 5.0 寸。

【主治】①头痛，项强，肘臂酸痛；②热病，消渴；③癫狂。

【刺灸法】直刺 0.5~0.8 寸；可灸。

【附注】配伍应用：支正穴配神门，为"原络"配穴，有宁心安神的作用，治疗癫狂。

（八）小海　合穴

【定位】微屈肘。当尺骨鹰嘴与肱骨内上髁之间凹陷处。

【主治】①肘臂麻木疼痛；②癫痫。

【刺灸法】直刺 0.3~0.5 寸；可灸。

【附注】配伍应用：配支正、后溪治疗肘臂、小指麻木疼痛。

（九）肩贞

【定位】正坐，自然垂臂。臂内收，在腋后纹头上 1.0 寸。

【主治】①肩臂疼痛，上肢不遂；②瘰疬。

【刺灸法】直刺 0.5~1.0 寸，不宜向胸侧深刺；可灸。

（十）臑俞

【定位】正坐，自然垂臂。臂内收，当腋后纹头直上，肩胛冈下缘凹陷中。

【主治】①肩臂疼痛，上肢不遂；②瘰疬。

【刺灸法】直刺，或斜刺 0.5~1.0 寸，不宜向胸侧深刺；可灸。

（十一）天宗

【定位】正坐，自然垂臂。在肩胛部，当冈下窝中央凹陷处，即肩胛冈下缘与肩胛下角连线的上 1/3 与下 2/3 交界处，平第 4 胸椎。

【主治】①肩胛疼痛；②气喘；③乳痈，乳癖。

【刺灸法】直刺，或/斜刺 0.5~1.0 寸；可灸。

【附注】

（1）配伍应用：配曲垣、风池、天柱治疗肩背痛；配膻中治疗乳痈。

（2）据报道：①胆绞痛：针刺右侧天宗穴，有较好的镇痛作用；②多数胆道感染和胆石症患者在右侧天宗穴有压痛，且压痛程度随疾病的好转而逐渐减轻以至消失。

（十二）秉风

【定位】正坐，自然垂臂。在肩胛部，当冈上窝中央，天宗穴直上，举臂有凹陷处。

【主治】肩胛疼痛，上肢酸麻。

【刺灸法】直刺，或斜刺0.3~0.5寸；可灸。

（十三）曲垣

【定位】正坐，自然垂臂。在肩胛部，冈上窝内侧端，当臑俞穴与第2胸椎棘突连线的中点处。

【主治】肩胛疼痛。

【刺灸法】直刺，或斜刺0.3~0.5寸，不宜向胸侧深刺；可灸。

（十四）肩外俞

【定位】正坐或俯伏、俯卧位。在背部，当第1胸椎棘突下，旁开3.0寸。

【主治】肩背疼痛，颈项强痛。

【刺灸法】斜刺0.5~0.8寸，不宜深刺；可灸。

（十五）肩中俞

【定位】正坐或俯伏、俯卧位。在背部，当第7颈椎棘突下，旁开2.0寸。

【主治】①咳嗽，气喘；②肩背疼痛。

【刺灸法】斜刺0.5~0.8寸，不宜深刺；可灸。

（十六）天窗

【定位】正坐。在颈外侧部，胸锁乳突肌的后缘，扶突穴后，与喉结相平。

【主治】①耳鸣，耳聋，咽喉肿痛，暴喑；②颈项强痛。

【刺灸法】直刺 0.5~0.8 寸；可灸。

（十七）天容

【定位】正坐。在颈外侧部，当下颌角的后方，胸锁乳突肌的前缘凹陷中。

【主治】①耳鸣，耳聋，咽喉肿痛；②颈项强痛；③瘿气。

【刺灸法】直刺 0.5~0.8 寸，不宜深刺；可灸。

（十八）颧髎

【定位】正坐或仰卧位。在面部，当目外眦直下，颧骨下缘凹陷处。

【主治】①口眼㖞斜，面痛；②齿痛。

【刺灸法】直刺 0.3 寸，或斜刺、平刺 0.8 寸左右；可灸。

【附注】配伍应用：配翳风、合谷治疗三叉神经痛、齿痛；配肝俞、太冲治疗面肌痉挛。

（十九）听宫

【定位】正坐或仰卧位。在面部，耳屏与下颌骨髁状突之间，张口时呈凹陷处。

【主治】①耳鸣，耳聋，聘耳；②齿痛；③癫狂、痫证。

【刺灸法】患者张口，直刺 0.5~1.0 寸；可灸。

三、手少阳三焦经

【经脉循行】①起于无名指尺侧端（关冲穴）；②上行于掌背第4、5掌骨之间；③沿着腕背；④经前臂外侧尺骨与桡骨之间；⑤向上通过肘尖；⑥沿着上臂外侧；⑦上达肩部；⑧交出足少阳胆经的后面；⑨前行向下进入锁骨上窝部；⑩分布在胸中，散络心包；⑪向下通过横膈，从胸至腹，依次属于上、中、下三焦。

胸中支脉：①从胸中上行；②出于锁骨上窝部；③循项部上行；④沿耳后直上；⑤出于耳郭上方，上行额角，再屈而下行；⑥经面颊，到眼眶下。

耳后支脉：①从耳后进入耳中，出走耳前，与前脉交于面颊部；②经眉外梢（丝竹空穴），下行到目外眦（瞳子髎穴），与足少阳经相联接。

三焦手少阳之脉，起于小指次指之端，上出两指之间，循手表腕，出臂外两骨之间，上贯肘，循臑外上肩，而交出足少阳之后，入缺盆，布膻中，散络心包，下膈，遍属三焦。其支者，从膻中，上出缺盆，上项，系耳后，直上出耳上角，。其支者，从耳后入耳中，出走耳前，过客主人前，交颊，至目锐眦。（《灵枢·经脉》）

【联系脏腑器官】属三焦，络心包；与耳、眼有联系。

【主治概要】本经腧穴主要治疗侧头、耳、咽喉、胸胁病，热病以及经脉循行部位的其他病证。例如：头痛、耳鸣、耳聋、目赤肿痛、咽喉肿痛、胁肋痛、发热、肩臂外侧疼痛等。

【本经腧穴】本经一名二穴，左右各23个穴位。首穴关冲，末穴丝竹空。

（一）关冲 井穴

【定位】正坐或仰卧位，俯掌。在无名指尺侧，指甲角旁0.1寸。
【主治】①热病，中暑，昏厥；②头痛，目赤，耳鸣，耳聋，咽喉肿痛。
【刺灸法】浅刺0.1寸，或用三棱针点刺出血；可灸。

【附注】配伍应用：关冲穴具有泄热开窍的作用，配水沟、劳宫治疗中风昏迷、中暑；配风池、商阳治疗热病；配少商、少泽治疗咽喉肿痛；配风池、商阳，治疗热病无汗。

(二) 液门　荥穴

【定位】正坐或仰卧位，俯掌。在手背部，当4、5掌指关节之间，指蹼后方赤白肉际处。

【主治】①头痛，目赤，耳聋，耳鸣，咽喉肿痛；②热病，疟疾；③手臂痛。

【刺灸法】直刺0.3~0.5寸；可灸。

(三) 中渚　输穴

【定位】正坐或仰卧位，俯掌。在手背部，当第4掌指关节后，第4、5掌骨之间凹陷处。

【主治】①头痛，目赤，耳聋，耳鸣，咽喉肿痛；②热病；③肩背肘臂痛，手指屈伸不利。

【刺灸法】直刺0.3~0.5寸；可灸。

【附注】

(1) 配伍应用：本经循行联系耳、目、颞部，根据经脉所过，主治所及的规律，中渚常与外关、曲池、合谷、后溪等穴配伍治疗头面五官病证。配听宫、翳风治疗耳鸣；配外关、期门治疗胁肋痛；配八邪、外关治疗手背肿痛、手指不能屈伸。

(2) 据报道：①肩周炎：取患侧中渚穴，向腕部斜刺0.5寸，得气后用泻法，使针感传至肘部并留针，嘱患者主动活动患肩，隔日治疗1次，7次为1疗程；②镇痛：以中渚、列缺为主穴，用于眼科手术的镇痛，效果优于眼区穴。

（四）阳池　原穴

【定位】正坐或仰卧位，俯掌。在腕背横纹中，当指总伸肌腱尺侧缘的凹陷处。

【主治】①目赤肿痛，耳聋，咽喉肿痛；②消渴，疟疾；③肘臂手腕痛。

【刺灸法】直刺0.3~0.5寸；可灸。

【附注】配伍应用：配脾俞、太溪治疗消渴；配外关、曲池治疗肘臂麻木。

（五）外关　络穴、八脉交会穴——通于阳维脉

【定位】正坐或仰卧位，俯掌。在前臂背侧，当阳池与肘尖的连线上，腕背横纹上2.0寸，尺骨与桡骨之间。

【主治】①热病，头痛，目赤肿痛，耳鸣，耳聋；②胸胁痛；③上肢痿痹不遂；④瘰疬。

【刺灸法】直刺0.5~1.0寸；可灸。

（六）支沟　经穴

【定位】正坐或仰卧位，俯掌。在前臂背侧，当阳池与肘尖的连线上，腕背横纹上3.0寸，尺骨与桡骨之间。

【主治】①便秘；②胁肋痛；③耳聋，耳鸣，暴喑；④热病。

【刺灸法】直刺0.5~1.0寸；可灸。

（七）会宗　郄穴

【定位】正坐或仰卧位，俯掌。在前臂背侧，腕背横纹上3.0寸，支沟尺侧，当尺骨的桡侧缘。

【主治】①耳鸣，耳聋；②癫痫；③肘臂痛。

【刺灸法】直刺 0.5~1.0 寸；可灸。

（八）二阳络

【定位】正坐或仰卧位，俯掌。在前臂背侧，腕背横纹上 4.0 寸，尺骨与桡骨之间。

【主治】①耳聋，暴喑，齿痛；②肘臂痛。

【刺灸法】直刺 0.5~1.0 寸；可灸。

（九）四渎

【定位】正坐或仰卧位，俯掌。在前臂背侧，当阳池与肘尖的连线上，尺骨鹰嘴下 5.0 寸，尺骨与桡骨之间。

【主治】①偏头痛，耳聋，暴喑，咽喉肿痛；②肘臂痛。

【刺灸法】直刺 0.5~1.0 寸；可灸。

（十）天井　合穴

【定位】正坐或仰卧位。在臂外侧，屈肘时，当尺骨鹰嘴上 1.0 寸凹陷处。

【主治】①偏头痛，耳聋；②瘰疬；③癫痫；④肘臂痛。

【刺灸法】直刺 0.5~1.0 寸；可灸。

【附注】配伍应用：配少海、曲池透臂臑治疗瘰疬。

（十一）清冷渊

【定位】正坐或仰卧位，屈肘。在臂外侧，当尺骨鹰嘴上 2.0 寸，即天井上 1.0 寸。

【主治】头痛，目痛，肩臂痛。

【刺灸法】直刺 0.5~1.0 寸；可灸。

（十二）　消泺

【定位】正坐或侧卧位，臂自然下垂。在臂外侧，当清冷渊与臑会连线的中点处，或清冷渊上3.0寸。

【主治】头痛，颈项强痛，肩臂痛。

【刺灸法】直刺1.0寸左右；可灸。

（十三）　臑会

【定位】正坐或侧卧位，臂自然下垂。在臂外侧，当肩髎与尺骨鹰嘴连线上，肩髎下3.0寸，三角肌的后下缘。

【主治】①瘿气，瘰疬；②肩臂痛。

【刺灸法】直刺1寸左右；可灸。

（十四）　肩髎

【定位】正坐或侧卧、俯卧位。在肩部，肩峰后下方，上臂外展时，当肩髃后寸许凹陷中。

【主治】肩臂痛，上肢不遂。

【刺灸法】直刺1寸左右；可灸。

（十五）　天髎

【定位】正坐或俯卧位。在肩胛部，肩井与曲垣连线的中点，当肩胛骨上角凹陷处。

【主治】颈项强痛，肩臂痛。

【刺灸法】直刺0.5~0.8寸；可灸。

（十六）　天牖

【定位】正坐，侧伏或侧卧位。在颈侧部，当乳突后下方，胸锁乳突肌的后缘，平下颌角处。

【主治】①头痛，项强，目痛，耳聋；②瘰疬。

【刺灸法】直刺0.5~1.0寸；可灸。

（十七）　翳风

【定位】正坐，侧伏或侧卧位。在耳垂后方，当乳突与下颌角之间的凹陷处。

【主治】①耳鸣，耳聋，聤耳；②口眼㖞斜，口噤，齿痛，疰腮；③瘰疬。

【刺灸法】直刺1寸左右；可灸。

【附注】

（1）配伍应用：翳风穴是治疗耳疾的主穴之一，常与听会、听宫等穴配伍；风邪引起的面瘫，本穴为首选穴之一，配太阳、四白、地仓透颊车、合谷等穴治疗；配角孙、合谷治疗疰腮。

（2）据报道：①呃逆：用两拇指用力按压翳风穴，以患者自觉胀痛难忍为度，有较好的作用；②化脓性中耳炎：取翳风穴用悬灸法治疗，效果良好；③腮腺炎：取患侧翳风穴，针尖略斜向下方，用疾徐法进针1.0~1.5寸后，提插捻转，中强刺激2~3分钟，不留针；④面神经炎：针刺时，针尖向鼻尖方向进针，使患者有得气感并扩散到面部为度。

（十八）　瘈脉

【定位】正坐，侧伏或侧卧位。在耳后乳突中央，当翳风与角孙之间，沿耳轮连线的上2/3与下1/3的交点处。

【主治】①头痛，耳鸣，耳聋；②小儿惊风。

【刺灸法】向下平刺 0.3~0.5 寸；或三棱针点刺出血；可灸。

（十九）颅息

【定位】正坐，侧伏或侧卧位。在头部，当翳风与角孙之间，沿耳轮连线的上 1/3 与下 2/3 的交点处。

【主治】①头痛，耳鸣，耳聋；②小儿惊风。

【刺灸法】向下平刺 0.3~0.5 寸；可灸。

（二十）角孙

【定位】正坐，侧伏或侧卧位。在头部，折耳郭向前，当耳尖直上入发际处。

【主治】①痄腮，目赤肿痛，目翳；②头痛，项强。

【刺灸法】平刺 0.3~0.5 寸；可灸。

【附注】

（1）配伍应用：配风池、外关治疗偏头痛。

（2）据报道：用灯火灸角孙穴治疗小儿痄腮，有一定的效果。

（二十一）耳门

【定位】正坐，侧伏或侧卧位。在面部，当耳屏上切迹与下颌骨髁状突之间，张口有凹陷处。

【主治】①耳鸣，耳聋，聤耳；②齿痛。

【刺灸法】患者张口，直刺 0.5~1.0 寸；可灸。

【附注】配伍应用：耳门是治疗耳病的常用主穴之一，常与听宫、听会、翳风、中渚、外关等穴配伍使用。

（二十二）耳和髎

【定位】正坐，侧伏或侧卧位，或仰卧位。在头侧部，鬓发后缘，平耳郭根的前方，当颞浅动脉的后缘。

【主治】①头痛，耳鸣；②口噤，口㖞。

【刺灸法】向下平刺，或斜刺0.3~0.5寸，避开颞浅动脉；可灸。

（二十三）丝竹空

【定位】正坐或仰卧位。在面部，当眉梢的凹陷处。

【主治】①目赤肿痛，目眩；②头痛，齿痛；③癫痫。

【刺灸法】平刺0.5~1.0寸，或透刺鱼腰、太阳穴；不灸。

【附注】配伍应用：丝竹空以治疗目疾为主；配攒竹、太阳、风池治疗目赤肿痛；丝竹空透率谷或透头维，治疗偏头痛。

第四节　足三阳经

一、足阳明胃经

【经脉循行】面部支脉：①从鼻旁迎香穴开始（与手阳明大肠经相交），上行到鼻子的根部；②与足太阳经交会于睛明穴；③向下沿鼻外侧；④进入上齿龈中；⑤回出来挟口旁，环绕口唇；⑥向下交会于颔唇沟；⑦退回来沿下颌出面动脉；⑧经过下颌角；⑨上行耳前，经过颧弓；⑩沿着发际；⑪到达前额中部。

颈部支脉：①从大迎前向下经过颈总动脉，沿着喉咙；②进入锁骨上窝。

躯干部支脉：①内行支脉由锁骨上窝向下通过横膈；②属于胃，联络脾；③外行支脉从锁骨上窝下行经乳头；④向下挟脐旁，进入少腹两侧腹股沟动脉。

下肢部支脉：①胃下口支脉沿腹里向下与外行支脉在气冲穴会合；②下行髋关节前；③到股四头肌隆起最高点；④下至膝盖；⑤沿胫骨外侧前缘；⑥下经足跗；⑦进入足的第 2 趾外侧端。

胫部支脉：①从膝下 3 寸处（足三里）分出；②进入足中趾外侧。

足跗部支脉：从足跗上分出；进入足大趾内侧端，接足太阴脾经。

起于鼻，交頞中，旁约太阳之脉，下循鼻外，入上齿中，还出挟口，环唇，下交承浆，却循颐后下廉，出大迎，循颊车，上耳前，过客主人，循发际，至额颅。其支者，从大迎前，下人迎，循喉咙，入缺盆，下膈，属胃，络脾。其直者，从缺盆下乳内廉，下挟脐，入气街中。

其支者，起于胃口，下循腹里，下至气街中而合。以下髀关，抵伏兔，下膝膑中，下循胫外廉，下足跗，人中指内间。

其支者，下膝三寸而别，下入中指外间。其支者，别跗上，入大指间，出其端。（《灵枢·经脉》）

【联系组织脏器】属胃，络脾，与鼻、眼、口、上齿、喉咙、乳房相联系。

【主治概要】本经腧穴主要治疗胃肠病、头面五官病、神志病、热病及经脉循行部位的其他病证。例如：胃痛、呕吐、泄泻、便秘、面瘫、牙痛、癫狂及下肢偏瘫等。

【本经腧穴】本经一名二穴，左右各 45 个穴位。首穴承泣，末穴厉兑。

（一）承泣

【定位】正坐位或仰卧位，目正视，瞳孔直下，当眼球与眶下缘之间。

【主治】①目赤肿痛，流泪，夜盲；②口眼㖞斜，面肌痉挛。

【刺灸法】押手拇指向上轻推眼球，刺手持针沿眶下缘缓慢刺入 0.5～1.5寸，不宜提插，以防刺破血管引起血肿；禁灸。

【附注】本穴主要用于眼底病变的治疗。配睛明、风池、曲池、太冲，治青光眼。

（二）四白

【定位】正坐位或仰卧位，目正视，瞳孔直下，当眶下孔凹陷中。

【主治】①目赤痛痒，目翳；②三叉神经痛，口眼㖞斜，面肌痉挛；③鼻衄；④胆道蛔虫病。

【刺灸法】直刺或斜刺0.3~0.5寸，不可深刺；不宜灸。

【附注】配伍应用：配下关、地仓、颊车、颧髎、合谷，治面瘫。

（三）巨髎

【定位】正坐位或仰卧位，目正视，瞳孔直下，平鼻翼下缘处，当鼻唇沟外侧。

【主治】①口眼㖞斜；②鼻衄；③齿痛，唇颊肿。

【刺灸法】斜刺或平刺0.3~0.5寸；可灸。

【附注】配伍应用：配天窗，治颊肿痛；配地仓、迎香、颊车、下关、合谷，治面瘫。

（四）地仓

【定位】正坐位或仰卧位，口角旁0.4寸，上直对瞳孔。

【主治】口角㖞斜，流涎，唇缓不收，齿痛。

【刺灸法】斜刺或平刺0.5~0.8寸；可灸。

（五）大迎

【定位】正坐位或仰卧位，下颌角前下方，咬肌附着部前缘，当面动脉搏动处。

【主治】①口㖞，牙关紧闭；②颊肿，齿痛。

【刺灸法】避开动脉，斜刺或平刺 0.3~0.5 寸；可灸。

（六）颊车

【定位】正坐位或仰卧位，下颌角前上方一横指（中指），咀嚼时咬肌隆起最高点处。

【主治】①口㖞，齿痛；②颊肿，牙关紧闭。

【刺灸法】直刺 0.3~0.5 寸，平刺 0.5~1.0 寸，可向地仓穴透刺；可灸。

【附注】配伍应用：本穴为治疗腮腺炎、面瘫的常用穴。配地仓，治口眼㖞斜；配翳风、合谷，治急性腮腺炎；配承浆、合谷，治口噤不开。

（七）下关

【定位】正坐位或仰卧位，在面部耳前方，颧弓下缘中央与下颌切迹之间凹陷中。合口有孔，张口即闭）。

【主治】①耳聋，耳鸣，聤耳；②齿痛，口眼㖞斜，三叉神经痛。

【刺灸法】直刺 0.5~1.0 寸；可灸。

【附注】配伍应用：本穴为治疗上牙痛、下颌关节炎、牙关紧闭及口眼㖞斜的常用穴。配颊车、合谷，治牙痛；配耳门、听宫、翳风、外关，治耳鸣、耳聋；配地仓、颧髎、迎香、颊车、合谷，治面瘫、三叉神经痛。

（八）头维

【定位】正坐位或仰卧位，当额角发际直上 0.5 寸，距头前正中线 4.5 寸。

【主治】①头痛；②目眩，目痛，流泪。

【刺灸法】平刺 0.5~1.0 寸。《针灸甲乙经》：禁不可灸。

（九）人迎

【定位】正坐位或仰卧位。在颈部，横平喉结，胸锁乳突肌的前缘，颈总动脉搏动处。

【主治】①咽喉肿痛，气喘；②瘰疬，瘿气；③高血压。

【刺灸法】避开颈总动脉，直刺 0.3~0.5 寸。《针灸甲乙经》：禁不可灸。

【附注】配伍应用：本穴为治疗高血压病的局部常用穴。配曲池、足三里，治高血压；配百会、人中、内关、太冲、膈俞、脾俞、肝俞，治低血压。

（十）水突

【定位】正坐位或仰卧位。在颈部，当胸锁乳突肌前缘人迎穴与气舍穴连线的中点。

【主治】咽喉肿痛，咳嗽，气喘。

【刺灸法】直刺 0.3~0.5 寸；可灸。

（十一）气舍

【定位】正坐位或仰卧位。在颈部，锁骨内侧端上缘，在胸锁乳突肌的胸骨头与锁骨头之间。

【主治】①咽喉肿痛，气喘；②呃逆；③瘿瘤，瘰疬；④颈项强痛。

【刺灸法】直刺 0.3~0.5 寸。本经气舍至乳根诸穴，深部有大动脉及肺、肝等重要脏器，不可深刺；可灸。

（十二）缺盆

【定位】正坐位或仰卧位。锁骨上窝中央，前正中线旁开 4 寸。

【主治】①咳嗽，气喘，咽喉肿痛；②缺盆中痛；③瘰疬。

【刺灸法】直刺或斜刺 0.3~0.5 寸。《类经图翼》：孕妇禁针。可灸。

（十三）气户

【定位】正坐位或仰卧位。在胸部，锁骨下缘，前正中线旁开 4 寸。

【主治】①咳嗽，气喘；②呃逆；③胸胁胀满，胸痛。

【刺灸法】斜刺或平刺 0.5~0.8 寸；可灸。

【附注】配伍应用：配云门、天府、神门，治喘逆上气；配华盖，治胸胁疼痛。

（十四）库房

【定位】仰卧位。在胸部，当第 1 肋间隙，前正中线旁开 4 寸。

【主治】①咳嗽，气喘，咳吐脓血；②胸胁胀痛。

【刺灸法】斜刺或平刺 0.5~0.8 寸；可灸。

【附注】配伍应用：配肺俞、膻中、天突、尺泽，治咳吐脓血；配屋翳、膏肓，治上气咳逆。

（十五）屋翳

【定位】仰卧位。在胸部，第 2 肋间隙，前正中线旁开 4 寸。

【主治】①咳嗽，气喘，咳吐脓血；②胸胁胀痛；③乳癖，乳痈。

【刺灸法】斜刺或平刺 0.5~0.8 寸；可灸。

（十六）膺窗

【定位】仰卧位。在胸部，第 3 肋间隙，前正中线旁开 4 寸。

【主治】①咳嗽，气喘；②胸胁胀痛；③乳痈。

【刺灸法】斜刺或平刺 0.5~0.8 寸；可灸。

【附注】配伍应用：配乳根、膻中、合谷、少泽，治乳痈、乳房胀痛。

（十七）乳中

【定位】仰卧位。在胸部，当第 4 肋间隙，乳头中央，前正中线旁开 4 寸。

【刺灸法】本穴不针不灸，只作胸腹部腧穴的定位标志。

（十八）乳根

【定位】仰卧位。在胸部，乳头直下，第 5 肋间隙，前正中线旁开 4 寸。

【主治】①咳嗽，气喘；②呃逆；③胸痛；④乳痈，乳汁少。

【刺灸法】斜刺或平刺 0.5~0.8 寸；可灸。

【附注】配伍应用：配膻中、少泽，治乳痈；配足三里、少泽、中脘，治乳汁少。

（十九）不容

【定位】仰卧位。在上腹部，脐中上 6 寸，前正中线旁开 2 寸。

【主治】①呕吐，胃痛，食欲不振；②腹胀。

【刺灸法】直刺 0.5~1.0 寸；可灸。

【附注】配伍应用：配中脘、内关、足三里、公孙，治胃痛、腹胀。

（二十）承满

【定位】仰卧位。在上腹部，脐中上 5 寸，前正中线旁开 2 寸。

【主治】①胃痛，吐血，食欲不振；②腹胀。

【刺灸法】直刺 0.5~1.0 寸，肝肿大者慎针或禁针，不宜作大幅度提插；可灸。

（二十一）　梁门

【定位】仰卧位。在上腹部，脐中上 4 寸，前正中线旁开 2 寸。

【主治】①胃痛，呕吐，食欲不振；②腹胀，大便溏薄。

【刺灸法】直刺 0.8~1.2 寸，肝肿大者慎针或禁针，不宜作大幅度提插；可灸。

【附注】配伍应用：本穴为治疗胃疾的局部常用穴。配中脘、足三里，治胃痛；配公孙、内关，治呕吐。

（二十二）　关门

【定位】仰卧位。在上腹部，脐中上 3 寸，前正中线旁开 2 寸。

【主治】①腹胀，腹痛，肠鸣泄泻；②水肿。

【刺灸法】直刺 0.8~1.2 寸；可灸。

【附注】配伍应用：配中脘、天枢、关元、足三里，治腹胀、腹痛；配足三里、水分，治肠鸣腹泻。

（二十三）　太乙

【定位】仰卧位。在上腹部，脐中上 2 寸，前正中线旁开 2 寸。

【主治】①胃痛；②心烦，癫狂。

【刺灸法】直刺 0.8~1.2 寸；可灸。

【附注】配伍应用：配百会、心俞、神门、大陵，治癫狂证。

（二十四）　滑肉门

【定位】仰卧位。在上腹部，脐中上 1 寸，前正中线旁开 2 寸。

【主治】①胃痛，呕吐；②癫狂。

【刺灸法】直刺 0.8~1.2 寸；可灸。

【附注】 配伍应用：配天枢、中脘、关元、大横，治肥胖症。

(二十五) 天枢　大肠募穴

【定位】 仰卧位。在腹中部，脐中旁开2寸。

【主治】 ①腹胀，绕脐痛，便秘，泄泻，痢疾；②月经不调，痛经。

【刺灸法】 直刺1~1.5寸。《千金方》：孕妇不可灸。

【附注】 配伍应用：本穴为治疗各种大肠疾患的主穴。配上巨虚、支沟，治便秘与泄泻；配三阴交、地机、太冲，治痛经；配合谷、阑尾穴、上巨虚、关元，治阑尾炎；配关元、足三里、曲池、上巨虚，治腹痛、腹泻。

(二十六) 外陵

【定位】 仰卧位。在下腹部，脐中下1寸，前正中线旁开2寸。

【主治】 ①腹痛；②疝气，痛经。

【刺灸法】 直刺1-1.5寸；可灸。

(二十七) 大巨

【定位】 仰卧位。在下腹部，脐中下2寸，前正中线旁开2寸。

【主治】 ①小腹胀满；②小便不利；③疝气，遗精，早泄。

【刺灸法】 直刺1~1.5寸；可灸。

【附注】 配伍应用：配肾俞、关元、命门、次髎，治阳痿、遗精。

(二十八) 水道

【定位】 仰卧位。在下腹部，脐中下3寸，前正中线旁开2寸。

【主治】 ①小腹胀满；②小便不利；③痛经，不孕，疝气。

【刺灸法】 直刺1~1.5寸；可灸。

【附注】 配伍应用：配肾俞、膀胱俞、三阴交，治肾炎；配关元、中极、三阴交、阴陵泉，治尿潴留、膀胱炎；配水分、足三里、三阴交，治腹水。

（二十九）归来

【定位】仰卧位。在下腹部，脐中下 4 寸，前正中线旁开 2 寸。

【主治】①痛经，经闭，月经不调，白带，阴挺；②莲中痛，疝气；③少腹疼痛。

【刺灸法】直刺 1~1.5 寸；可灸。

【附注】配伍应用：本穴为治疗各种妇科病证的常用穴。配关元、中极、三阴交、肾俞，治经闭、白带过多；配大敦、太冲，治疝气。

（三十）气冲

【定位】仰卧位。在腹股沟稍上方，脐中下 5 寸，前正中线旁开 2 寸。

【主治】①肠鸣腹痛；②沛气，月经不调，不孕，阳痿，阴肿。

【刺灸法】直刺 0.5~1.0 寸；可灸。

【附注】配伍应用：配曲泉、太冲，治疝气。

（三十一）髀关

【定位】仰卧位。在大腿前面，髂前上棘与髌底外侧端连线上，屈髋时，平会阴，居缝匠肌外侧凹陷中。

【主治】腰痛膝冷，痿痹，下肢瘫痪。

【刺灸法】直刺 1~2 寸；可灸。

【附注】配伍应用：配伏兔、梁丘、足三里、阳陵泉，治下肢痿痹。

（三十二）伏兔

【定位】仰卧位。在大腿前面，当髂前上棘与髌底外侧端连线上，髌底上 6 寸。

【主治】①腰痛膝冷，下肢麻痹；②脚气。

【刺灸法】直刺1~2寸；可灸。

【附注】配伍应用：配环跳、风市、足三里、阳陵泉、三阴交，治下肢瘫痪。

（三十三）阴市

【定位】仰卧位。在大腿前面，当髂前上棘与髌底外侧端连线上，髌底上3寸。

【主治】腿膝痿痹，屈伸不利，下肢不遂。

【刺灸法】直刺1~1.5寸；可灸。

【附注】配伍应用：配足三里、阳陵泉，治腿膝痿痹。

（三十四）梁丘　郄穴

【定位】仰卧位。在大腿前面，当髂前上棘与髌底外侧端连线上，髌底上2寸，股外侧肌与股直肌肌腱之间。。

【主治】①膝肿痛，下肢不遂；②胃痛；③乳痛，乳痈。

【刺灸法】直刺1~1.2寸；可灸。

【附注】配伍应用：本穴治疗急慢性胃痛疗效较好。配中脘、内关、公孙、足三里，治胃痛；配阴陵泉、阳陵泉、犊鼻、鹤顶，治膝关节疼痛，肿胀；配地五会，治乳痈。

第四章 刺灸方法

第一节 毫针刺法

一、毫针的结构、规格与检查、保藏

(一) 毫针的结构

目前临床所用的毫针多由不锈钢制成，因其具有较高的强度和韧性，针体挺直滑利，能耐高热、防锈，不易被化学物品腐蚀，故目前被临床广泛采用。也有用金、银或合金制成的。毫针的结构分为针尖、针身、针根、针柄、针尾五个部分。针身的尖端锋锐的部分称为针尖，又称针芒；针柄与针尖之间的主体部分称为针身，又称针体；针身与针柄连接的部分称为针根；针身与针根之后持针着力的部分称为针柄；针柄的末端部分称为针尾。针柄与针尾多用金属丝缠绕，呈螺旋状，或用金属薄片制成管状，根据针柄和针尾的构成和形状不同，毫针分为圈柄针、花柄针、平柄针和管柄针等多种。

(二) 毫针的规格

毫针的规格以针身的长短和粗细来区分。以"mm"为计量单位。其中以长短1~3寸（25~75mm）、粗细28~30号（0.32~0.38mm）规格的毫针最为常用。

（三）毫针的检查

毫针是治病的工具，每次使用前，要对毫针进行检查，以免发生针刺意外和影响疗效。检查时要注意：针尖要端正不偏，光洁度高，形如"松针"，尖而不锐，圆而不钝，无毛钩；针身要光滑挺直，圆正匀称，坚韧而富有弹性，无弯曲、锈蚀、折痕；针根要牢固，无松动、脱落，无剥蚀、伤痕；针柄的金属丝要缠绕均匀、牢固而不松脱或断丝，针柄的长短、粗细要适中，便于持针、运针。

（四）毫针的保藏

除了一次性使用的毫针外，需反复使用的毫针都应注意保养。保养针具是为防止针尖受损、针身弯曲或生锈、污染等。藏针的用具有针盒、针管和针夹等。若用针盒或针夹，可多垫几层消毒纱布，将消毒后的针具，根据毫针的长短，分别插在消毒纱布上，再用消毒纱布敷盖，以免污染，然后将针盒或针夹盖好备用。若用针管，应在针管至针尖的一端，塞上干棉球以防针尖损坏而出现钩曲，然后将针装入，盖好高压消毒后备用。

二、针刺练习

针刺练习，主要是对指力和手法的锻炼。指力是指医者持针之手进针操作的力度。良好的指力是掌握针刺手法的基础，熟练的手法是运用针刺治病的条件。指力和手法必须常练，达到熟练程度后，则可在施术时进针顺利、减少疼痛，行针时补泻手法运用自如。反之，指力不足与手法不熟练，则在施术时难以控制针体，进针困难，痛感明显，动作不协调，影响针刺治疗效果。因此，初学者必须努力练好指力和手法的基本功。

针刺练习的方法，一般分三步进行：

（一）指力练习

主要在纸垫上练习。用松软的纸张，折叠成长 8cm，宽约 5cm，厚 2~
3cm 的纸块，用线如"井"字形扎紧，做成纸垫。练针时，左手平执纸垫，
右手拇、食、中三指持针柄，如持笔状地持 1.5 寸毫针，使针尖垂直地抵在
纸块上，然后右手拇指与食、中指交替捻动针柄，并渐加一定的压力，待针
穿透纸垫后另换一处，反复练习。纸垫练习主要是锻炼指力和抢转的基本
手法。

（二）手法练习

主要在棉团上练习。取棉团一团，用棉线缠绕，外紧内松，做成直径 6~
7cm 的圆球，外包白布一层缝制即可练针。练习时，因棉团松软，可以练习
提插、捻转、进针、出针等各种毫针操作手法的模拟动作。作提插练针时，
以执笔式持针，将针刺入棉球，在原处作上提下插的动作，要求深浅适宜、
幅度均匀、针身垂直。

针刺手法练习是在指力练习的基础上进行的，主要有以下几种：

1. 速刺的练习

此法是以左手拇或食指爪切，右手持针，使针尖迅速刺入 2~3mm，反复
练习以掌握进针速度，减少疼痛。

2. 捻转的练习

捻转是以右手拇、食、中指持针，刺入后，拇指与食、中指向前、向后
在原处来回抢转。要求捻转的角度均匀，运用灵活，快慢自如。

3. 提插的练习

提插是以右手拇指、食、中指持针，刺入后，在原处作上下提插的动作。
要求提插得深浅适宜，针体垂直无偏斜。练到一定程度，可将 3 种方法综合

起来练习，使之成为一体。

（三）自身练习

通过纸垫、棉团的模拟练习，掌握了一定的指力和手法后，可以在自己身上进行试针，以亲身体会指力的强弱、针刺的感觉、行针的手法等。要求自身练针时，能逐渐做到进针无痛或微痛，针身挺直不弯，刺入顺利，提插、捻转自如，指力均匀，手法熟练。同时，仔细体会指力与进针、手法与得气的关系，以及持针手指的感觉和受刺部位的感觉。

三、针刺前的准备

（一）针具的选择

正确选择针具，能提高疗效和防止医疗事故。针刺前要根据病人的性别、年龄、形体、体质、病情、病变部位，选择长短、粗细适宜的针具。如男性、青壮年、形胖、体壮、病变部位较深者，选择稍长、稍粗的毫针；女性、老年、儿童、形瘦、体弱、病变部位较浅者，选择稍短、稍细的毫针。如腧穴所在部位的皮肉丰厚，选择稍长、稍粗的毫针；反之如腧穴所在部位的皮肉浅薄，选择稍短、稍细的毫针。

（二）体位的选择

针刺时患者体位的选择，对腧穴的正确定位、针刺的施术操作、提高治疗效果以及防止针刺异常情况等都有重要的意义。选择体位应以医生能正确取穴，方便操作，病人能舒适持久为原则。且尽量采取能暴露针刺处方所选的腧穴的体位。凡体质虚弱、年老、精神过度紧张和初诊者，尽可能选用卧位。注意在针刺和留针过程中，嘱患者不要随意更换体位。临床上针刺常用的体位如下：

1. 仰卧位

适宜于头、面、颈、胸腹及四肢部位的腧穴，如印堂、百会、膻中、中脘、足三里等穴。

2. 侧卧位

适宜于侧头、侧胸、侧腹、臀部及四肢外侧等部位的腧穴，如头维、太阳、下关、肩髃、外关、风市、阳陵泉等穴。

3. 俯卧位

适宜于头、项、肩、背、腰骶部及下肢后面、外侧等部位的腧穴，如百会、风府、风池、大椎、背俞穴、承扶、委中、悬钟等穴。

4. 仰靠坐位

适宜于前头、面、颈胸上部和上肢部分的腧穴，如上星、印堂、天突、肩髃、曲池等穴。

5. 侧伏坐位

适宜于侧头面、侧颈及耳部的腧穴，如头维、太阳、风池、颊车、听宫等穴。

6. 俯伏坐位

适宜于头、顶、后头、项、肩部的腧穴，如风池、风府、肩井、天宗、背俞穴等穴。

(三) 消毒

针刺治疗前必须严格消毒，消毒包括针具器械的消毒、腧穴部位的消毒和医生手指的消毒。

1. 针具器械的消毒

可选择高压蒸气消毒、药物浸泡消毒、煮沸消毒等方法。其中以高压蒸气消毒法为最佳，已被临床广泛应用。

（1）高压蒸气消毒：将毫针等器具用纱布包扎好，或装在试管、针盒里，放在密闭的高压消毒锅内，一般在 1.2kg/cm² 的压力，120℃高温下保持 15 分钟以上，即可达消毒灭菌的目的。

（2）药物消毒：将针具器械放入 75% 的乙醇内浸泡 30 分钟，取出用消毒棉球或消毒巾擦干后使用。玻璃器具等可放在 1∶1000 的苯扎溴铵溶液内浸泡 60~120 分钟。

（3）煮沸消毒：将毫针等应用器械放置清水中，加热待沸腾后，再煮 10~15 分钟，此法简单易行，无须特殊设备，故也常用，但对锋利的金属器械，容易使锋刃变钝。可在水中加入碳酸氢钠使之成为 2% 溶液，可以提高沸点至 120℃，且可减低沸水对器械的腐蚀作用。

直接与毫针接触的针具、镊子等也应该进行消毒，已消毒的毫针必须放在消毒的器具内。此外，对某些特殊疾病宜采用一次性针具。

2. 医者手指消毒

医者的手在针刺前，须先用肥皂水洗刷干净，再用 75% 酒精棉球或 0.5% 的碘伏（碘–聚醇醚溶液）棉球擦拭，方可持针操作。

3. 施术部位消毒

在患者需要针刺的穴位上，用 75% 乙醇棉球擦拭消毒。也可先用 2% 的碘酊涂擦，稍干后再用 75% 的酒精棉球擦拭脱碘。注意应从腧穴部位的中心点向外绕圈擦拭。

四、毫针刺法

（一）进针法

在进行针刺操作时，一般应双手协同操作，紧密配合。临床上一般用右手持针操作，主要是拇、食、中指夹持针柄，如持笔状，故右手称为"刺手"。左手爪切固定所刺部位腧穴或辅助针身，故称左手为"押手"。

刺手的作用是掌握针具，施行手法操作。进针时，运用指力于针尖，而使针刺入皮肤，行针时便于左右捻转、上下提插和弹震刮搓以及出针时的手法操作等。

押手的作用主要是固定腧穴的位置，夹持针身，协助刺手进针，使针身有所依附，保持针身垂直，力达针尖，以利于进针，减少刺痛和协助调节、控制针感。具体的进针方法，临床常用有以下几种：

1. 单手进针法

多用于较短的毫针。用右手拇、食指持针，中指端紧靠穴位，指腹抵住针体中部，当拇、食指向下用力时，中指也随之屈曲，将针刺入，直至所需的深度。此法三指并用，尤适宜于双穴同时进针。此外，还有用拇、食指夹持针体，中指尖抵触穴位，拇、食指所夹持的针沿中指尖端迅速刺入，不施捻转。针刺入穴位后，中指即离开应针之穴，此时拇、食、中指可随意配合，施行补泻。

2. 双手进针法

（1）指切进针法：又称爪切进针法，用左手拇指或食指端切按在腧穴位置上，右手持针，紧靠左手指甲面将针刺入腧穴。此法适宜于短针的进针。

（2）夹持进针法：或称骈指进针法，即用严格消毒的左手拇、食二指夹住针身下端，将针尖固定在所刺腧穴的皮肤表面位置，右手捻动针柄，将针刺入腧穴。此法适用于长针的进针。

临床上也有采用插刺进针的，即单用右手拇、食二指夹持针身下端，使针尖露出 2~3 分，对准腧穴的位置，将针迅速刺入腧穴，然后押手配合将针捻转刺入一定深度。

（3）提捏进针法：以左手拇、食二指将所刺腧穴部位的皮肤捏起，右手持针，从捏起部的上端将针刺入。此法主要适用于皮肉浅薄部位的腧穴，如印堂穴。

（4）舒张进针法：以左手拇、食二指或食、中二指将所刺腧穴部位的皮肤向两侧撑开，使皮肤绷紧，右手持针，使针从左手拇、食二指或食、中二指的中间刺入。此法适用于皮肤松弛部位的腧穴进针。

3. 针管进针法

将针先插入用玻璃、塑料或金属制成的比针短 3 分左右的小针管内，放在穴位皮肤上，左手压紧针管，右手食指对准针柄一击，使针尖迅速刺入皮肤，然后将针管去掉，再将针刺入穴内。此法进针不痛，多用于儿童和惧针者。也有用安装弹簧的特制进针器进针者。

（二）针刺的角度、方向和深度

针刺过程中，掌握正确的针刺方向、角度和深度，是增强针感、提高疗效、防止意外事故发生的重要环节。同一腧穴，因针刺的方向、角度和深度不同，所产生的针感强弱、感传方向和治疗效果常有明显差异。临床上针刺的角度、方向和深度，主要根据施术腧穴部位、病情需要、患者体质强弱和形体胖瘦等具体情况而定。

1. 针刺的方向

是指进针时针尖对准的某一方向或部位，一般依经脉循行的方向，腧穴的部位特点和治疗的需要而定。

（1）依经脉循行定方向：即根据针刺补泻的需要，采用"迎随补泻"手法时，补法针尖须与经脉循行的方向一致，顺经而刺；泻法针尖须与经脉循行的方向相反，逆经而刺。

（2）依腧穴定方向：即根据针刺腧穴所在部位的特点，为保证针刺的安全，某些穴位必须朝向某一特定的方向或部位。如针刺哑门穴时，针尖应朝向下颌方向缓慢刺入，针刺廉泉穴时，针尖应朝向舌根方向缓慢刺入，针刺背部某些腧穴，针尖要朝向脊柱等。

（3）依病情定方向：即根据病情的治疗需要，为使针刺的感应达到病变所在的部位，针刺时针尖应朝向病所，也就是说要达到"气至病所"的目的，采用行气手法时须依病情决定针刺的方向。

2. 针刺的角度

针刺的角度是指进针时针身与皮肤表面所形成的夹角，主要依腧穴所在部位的解剖特点和治疗要求而定。一般分为直刺、斜刺和平刺 3 种。

（1）直刺：针身与皮肤表面成 90°左右，垂直刺入。适用于人体大部分腧穴。深刺或浅刺均可适用，尤其是肌肉丰厚处的腧穴，如腰、臀、腹及四肢等处的腧穴。

（2）斜刺：针身与皮肤表面成 45°左右，倾斜刺入。适用于骨骼边缘的腧穴，或内有重要脏器不宜直刺深刺的部位，或为避开血管及瘢痕部位而采用此法，如胸背部及关节部等处的腧穴。

（3）平刺：针身与皮肤表面成 15°左右刺入腧穴，又称横刺或沿皮刺。适用于皮肉浅薄处的穴位。如头皮、颜面、胸骨等处的腧穴。有时在施行透穴刺法时，也用这种方法。

3. 针刺的深度

针刺的深度是指针身刺入腧穴的深度。针刺深度的确定以安全且取得针感为原则。在临床操作中，须结合病人的年龄、性别、体质、体型、病位、病性、腧穴部位等因素综合考虑。一般而言，男性、青壮年、体壮、形胖者，宜深刺；女性、老年、儿童、体弱、形瘦者，宜浅刺。病变部位较深者，宜深刺；病变部位较浅者，宜浅刺。表证、阳证、虚证及新病者宜浅刺；里证、阴证、实证及久病者宜深刺；四肢臀腹等皮肉丰厚处，宜深刺；头面胸背部等皮肉浅薄处，宜浅刺。

针刺的方向、角度和深度三者之间有着密切的关系。深刺多用直刺，浅刺多用斜刺或平刺。对于眼部、延髓部、躯干部的腧穴，由于其内有重要器官，必须严格掌握针刺的角度、方向和深度，以免发生意外。

五、行针

行针又名运针，是将针刺入腧穴后，为了使之得气、调节针感和进行补泻而施行的各种针刺手法。包括基本手法和辅助手法两类。

(一) 基本手法

1. 提插法

是将针刺入腧穴一定深度后，使针在穴内上提下插的操作方法。针由深层向上退到浅层为提，由浅层向下刺入深层为插。提插法就是提针与插针的综合应用，即反复地上下呈纵向运动的行针手法。使用提插法时，要注意提插时的指力、幅度、频率应均匀一致。一般认为，提插的幅度为 3~5 分为宜，频率为 60 次/分钟左右。同时应保持针身垂直，不改变针刺的角度、方向和深度。通常认为行针时提插的幅度大，频率快，刺激量就大；反之，提插的幅度小，频率慢，刺激量就小。

2. 捻转法

是将针刺入腧穴一定深度后，以右手拇、食、中三指持住针柄作一前一后、左右交替旋转捻动的动作。使用捻转法时，应注意捻转时的指力、角度、频率应均匀一致。一般捻转的角度以 180°~360° 为宜，不能单向捻转，否则肌纤维缠绕针身，引起局部疼痛，滞针而致出针困难。一般认为捻转角度大，频率快，其刺激量就大；捻转角度小，频率慢，其刺激量则小。

以上两种基本手法，既可单独应用，也可相互配合运用，在临床上必须根据患者的具体情况灵活掌握，才能发挥其应有的作用。

（二）辅助手法

行针的辅助手法，是行针基本手法的补充，是为了促使得气和加强针刺感应的操作手法。临床常用的行针辅助手法有以下几种。

1. 循法

是医生用手指沿经脉循行路线，在腧穴的上下部轻轻地按揉的方法。本法能激发经气，促使针后易于得气。

2. 刮法

是将针刺入一定深度后，以拇指或食指的指腹抵住针尾，用拇指、食指或中指指甲，由下而上频频刮动针柄的方法。本法在针刺不得气时用之可以激发经气，在已得气时用之可以加强针刺感应的传导与扩散。

3. 弹法

是在针刺留针过程中，以手指轻弹针尾或针柄，使针体轻微震动的方法。本法有催气、行气的作用。

4. 摇法

是针刺入一定深度后，手持针柄轻轻摇动的方法。其摇法有二，一是直立针身而摇，以加强得气感应；二是卧倒针身而摇，使经气向一定方向传导。

5. 震颤法

是针刺入一定深度后，小幅度、快频率地提插和捻转，使针体产生轻微震动的方法。本法可促使得气，增强针刺感应。

毫针行针手法以提插、捻转为基本操作方法，并根据临证情况，选用相应的辅助手法。如刮法、弹法，可应用于一些不宜施行大角度捻转的腧穴；摇法、震颤法可用于较为浅表部位的腧穴。通过行气基本手法和辅助手法的施用，主要促使针后气至或加强针刺感应，以疏通经络、调和气血，达到防治疾病的目的。

六、得气

得气，古称"气至"，现又称"针感"，是指毫针刺入腧穴一定深度后，施以提插或捻转等行针手法，使针刺部位获得经气感应。针下是否得气，可以从两个方面判断，即患者对针刺的感觉、反应和医者刺手指下的感觉。当针刺入腧穴得气时，患者针刺部位有酸、胀、麻、重等自觉反应，有时还出现热、凉、痒、痛、抽搐、蚁行等感觉，或沿着一定的方向和部位传导和扩散的现象；少数患者还会出现循经性肌肤微微震颤等反应，有时还可见到针刺部位的循经性皮疹带或红、白线状现象。医者的刺手亦能体会到针下沉紧、涩滞或针体颤动等反应。若针刺后未得气，患者则无任何特殊感觉或反应，医者刺手亦感觉到针下空松、虚滑。

得气与否以及气至的迟速，关系到针刺的疗效，且可借此判断疾病的预后。临床上一般是得气迅速时，疗效较好，得气较慢时效果就差，若不得气时，就可能无治疗效果。因此，在临床上若刺之而不得气时，就要分析经气不至的原因。或因取穴定位不准确，或为针刺角度有误，深浅失度，对此就应重新调整腧穴的针刺部位、角度、深度。另外应运用催气、候气等方法。

当针下不得气时，需取留针候气的方法等待气至。亦可采用间歇行针，施以提插、捻转等手法，以待气至。留针候气，要有耐心，不可操之过急。所谓催气是通过各种手法，催促经气速至的方法。此外，前面论述的辅助手法，如刮动针柄、弹摇针柄、沿经循摄等法，也都有催气的作用。

当针刺得气后，要注意守气，医者需采取守气方法，守住针下经气，以保持针感持久。只有守住针下之气，才能使针刺对机体继续发挥调整作用。

七、针刺补泻

针刺补泻是根据《灵枢·经脉》所载"盛则泻之，虚则补之，热则疾之，寒则留之，陷下则灸之"这一针灸治病的基本理论原则而确立的两种不同的治疗方法。补法，是泛指能鼓舞人体正气，使低下的功能恢复旺盛的方法；泻法，是泛指能疏泄病邪，使亢进的功能恢复正常的方法。针刺补泻就是通过针刺腧穴，采用适当的手法激发经气以补益正气、疏泄病邪而调节人体脏腑经络功能，促使阴阳平衡而恢复健康的方法。

（一）单式补泻手法

1. 基本补泻手法

（1）捻转补泻：针下得气后，捻转角度小，用力轻，频率慢，操作时间短者为补法；捻转角度大，用力重，频率快，操作时间长者为泻法。拇食指捻转时，补法须以大指向前，食指向后，左转为主；泻法须以大指向后，食指向前，右转为主。

（2）提插补泻：针下得气后，先浅后深，重插轻提，提插幅度小，频率慢，操作时间短者为补法；先深后浅，轻插重提，提插幅度大，频率快，操作时间长者为泻法。

2. 其他补泻

（1）疾徐补泻：又称徐疾补泻。进针时徐徐刺入，少捻转，疾速出针者为补法；进针时疾速刺入，多捻转，徐徐出针者为泻法。

（2）迎随补泻：进针时针尖随着经脉循行去的方向刺入为补法，针尖迎着经脉循行来的方向刺入为泻法。

（3）呼吸补泻：病人呼气时进针，吸气时出针为补法；吸气时进针，呼气时出针为泻法。

（4）开阖补泻：出针后迅速按针孔为补法；出针时摇大针孔而不按为泻法。

（5）平补平泻：进针得气后均匀地提插、捻转后即可出针。

（二）复式补泻手法

复式补泻手法，是单式补泻手法的综合应用，也可以说是由单式补泻手法进一步组合而成，即将操作形式完全不同、而其作用相同的手法结合在一起，来达到补泻目的的操作方法。常用的有"烧山火""透天凉"两种。

1. "烧山火"

视穴位的可刺深度分为浅、中、深三层（天、地、人三部），先浅后深，每层依次各紧按慢提（或用捻转补法）九数，然后退至浅层，称为一度。如此反复操作数度，即将针按至深层留针。在操作过程中，可配合呼吸补泻法中的补法。多用于治疗冷搏顽麻、虚寒性疾病等。

2. "透天凉"

方法是针刺入后直插深层，按深、中、浅的顺序，在每一层中紧提慢按（或捻转泻法）六数，然后插针至深层，称为一度。如此反复操作数度，将针紧提至天部留针。在操作过程中，可配合呼吸补泻法中的泻法。多用于治疗热痹、急性痈肿等实热性疾病。

（三）影响针刺补泻效应的因素

针刺补泻效果的产生，主要取决于以下三个方面：

1. 机体的功能状态

人体在不同的病理状态下，针刺可以产生不同的作用。当机体处于疲惫状态而呈虚证时，针刺可以起到补虚的作用；当机体处于邪盛而呈实证时，针刺又可以产生泻邪的作用。例如，胃肠功能亢进而痉挛疼痛时，针刺可解痉止痛；胃肠功能抑制而蠕动缓慢、腹胀纳呆时，针刺可加强胃肠蠕动，提高消化功能，消除腹胀、增进食欲。临床实践和实验研究表明，针刺之时机体的功能状态是产生针刺补泻效果的主要因素。

2. 腧穴特性

腧穴的作用不仅具有普遍性，而且还具有相对的特异性，即有的腧穴擅于补虚，有的腧穴擅于泻实。如足三里、关元、气海、膏肓等具有强壮作用，多用于补虚；如委中、十宣、十二井等具有泻邪作用，多用于泻实。临床必须结合腧穴作用的相对特异性，才能产生针刺补泻的效果。

3. 针具及手法等因素

针刺补泻的效果与使用的针具粗细、长短，刺入的角度、深度，行针时的手法等因素有直接关系。一般来说，粗毫针用的指力要重，刺激量大；细毫针用的指力较轻，刺激量就小。毫针刺入腧穴的角度、深度不同，其刺激的轻重程度也不同，提插幅度大、捻转角度大、频率快者，其刺激量就大。反之，刺激量就小。

八、留针法

当行针得气并施以补泻手法后，将针留置在穴内称为留针。留针也是毫针刺法的一个重要环节，对于提高针刺疗效有重要意义。通过留针可以加强针刺感应和延长刺激作用，还可以起到候气和调气的目的。

留针分为静留针和动留针两种。针下得气后，让毫针留在穴内静止不动，不再施用手法，到时出针者，称为静留针。针下得气后，让毫针留在穴内，间歇性地行针者，称为动留针。

针刺得气后，留针与否以及留针时间的长短，应根据病人的病情、体质、腧穴部位等而定。一般病证只要针下得气而施以适当的补泻手法后，即可出针，或留针 10～20 分钟。对一些特殊病证，如慢性、顽固性、痉挛性等病证，可适当延长留针时间。如某些急腹症、破伤风、角弓反张等病证，必要时可留针数小时。而昏厥、休克、虚脱者不宜久留针，以免贻误病情。对不合作的小儿、惧针者，也不宜留针。

九、出针法

出针时，一般用左手拇指和食指固定腧穴周围的皮肤，右手持针轻轻捻动退至皮下，然后将针起出。除特殊需要外，出针后一般用消毒干棉球按压针孔，以防出血。如用"徐疾""开阖"补泻时，应按其各自的操作要求将针起出。出针后，病人休息片刻，方可活动。出针后针孔不要立即接触水和污染品。医生应注意检查、核对针数，以防遗漏。

十、针刺异常情况的处理与预防

针刺治疗虽然比较安全，但如操作不慎，疏忽大意，或犯刺禁，或针刺手法不当，或对人体解剖部位缺乏全面了解，在临床上有时也会出现一些不应有的异常情况。常见者有以下几种：

（一）晕针

晕针，是指针刺过程中患者发生晕厥的现象。这是可以避免的，医者应该注意防止。

1. 原因

病人精神紧张，或素体虚弱，或饥饿、劳累、大汗后、大吐后、大泻后、大出血后，或体位不当，或医生手法过重等。多见于初针病人。晕针的直接原因是脑部暂时缺血。

2. 表现

患者突然出现头晕目眩，精神疲倦，恶心欲吐，面色苍白，心慌气短，冷汗，脉细弱；甚则突然晕厥，不省人事，血压下降，四肢厥冷，唇甲青紫，脉微欲绝等。

3. 处理

停止针刺，迅速出针，使病人平卧，头部稍低，松解衣带、注意保暖。轻者静卧片刻，给饮温开水或糖水，即可恢复。如未能缓解或晕厥者，可用手指掐或针刺人中、素髎、涌泉、内关、足三里等，灸百会、气海、关元、神阙等，必要时应配用西医急救措施。

4. 预防

对初次接受针刺者，要做好解释工作，以防精神紧张；尽量采取卧位；对体质虚弱或老年病人，取穴宜精，手法宜轻，宜少留针；对过累、过饥、过渴者，应令其休息、进食、饮水后，再予针刺。医生在针刺时，要密切观察，及时发现，及时处理。

（二）滞针

滞针，是指在行针时或留针后医者感觉针下滞涩，抢转、提插、出针均感困难而病人感觉剧痛的现象。

1. 原因

病人精神紧张，当针刺入腧穴后，局部肌肉强烈收缩；或医生单向捻转太过，肌纤维缠绕针身，引起滞针。

2. 表现

针在体内抢转不动，提插、捻转、出针均感困难；勉强捻转、提插时，则病人感觉疼痛较剧。

3. 处理

根据引起滞针的不同原因，分别处理。因精神紧张，肌肉痉挛者，可嘱其放松，或按摩其局部肌肉，或延长留针时间，或在别处另刺一针。因单向捻转，肌纤维缠绕针身者，可向相反方向捻转。注意切忌强力硬拔。

4. 预防

对精神紧张者，应先做好解释工作，消除病人的紧张情绪。注意行针的操作手法，避免单向捻转，防止肌纤维缠绕针身。

（三）弯针

弯针，是指进针时或将针刺入腧穴后，针身在体内形成弯曲的现象。

1. 原因

医生进针手法不熟练，用力过猛、过速，以致针尖碰到坚硬组织；或病人在针刺或留针时移动体位；或因针柄受到某种外力压迫、碰击等，均可造成弯针。

2. 表现

针柄改变了原来的方向和角度，并且提插、捻转和出针均感困难，局部有疼痛感。

3. 处理

如针身轻微弯曲，应慢慢将针起出；如针身弯曲较甚，应顺着弯曲方向将针起出；如因病人移动体位所致，应嘱咐病人恢复原来的体位，放松局部肌肉，将针缓缓起出。弯针时切忌猛拔，以防断针。

4. 预防

医生进针手法应熟练，指力应均匀，并避免进针过速、过猛。选择适当体位，在留针过程中，嘱病人不要随意更动体位。注意保护针刺部位，防止针柄受到碰撞和压迫。

（四）断针

断针，又称折针，是指针体折断在人体内。若能术前做好针具的检修和施术时加以应有的注意，是可以避免的。

1. 原因

针具质量欠佳，针身或针根有损伤剥蚀，进针前疏于检查；或针刺时将针身全部刺入腧穴；或行针时强力提插、捻转，肌肉猛烈收缩；或留针时病人随意更换体位，弯针和滞针未能及时处理等，均可造成断针。

2. 表现

残端部分针身尚露于皮肤外，或残端全部没入皮肤之下。

3. 处理

发现断针后，医生要冷静，嘱病人切勿变动体位，以防残端向肌肉深部陷入。若残端部分露于皮肤外时，可用手指或镊子将针起出；若残端与皮肤相平或稍凹陷于皮肤时，可用左手拇、食二指垂直向下挤压针孔两旁，使残端暴露体外，右手持镊子将针取出；若残端完全深入皮下或肌肉深层时，应在 X 线下定位，手术取出。

4. 预防

应认真仔细地检查针具，剔除不符合质量要求的针具。避免过猛、过强的行针。嘱咐患者不要随意更换体位，亦不宜将针身全部刺入腧穴，应留部分针身在体外。正确处理滞针、弯针，不可强行硬拔。

（五）血肿

血肿，是指针刺部位出现皮下出血而引起的肿痛现象。

1. 原因

针尖带钩，使皮肉受损，或刺伤血管，或出针时没有及时按压针孔所致。

2. 表现

出针后，针刺部位肿胀疼痛，继则皮肤呈青紫色。

3. 处理

若微量出血，局部小块青紫时，一般不必处理，可自行消退；若青紫面积较大，肿胀疼痛较剧时，可先冷敷止血后，再作热敷，以促使局部瘀血消散、吸收。

4. 预防

针前应仔细检查针具，熟悉腧穴的解剖，避开血管针刺，注意手法不宜过重，切忌强力捣针，出针时应立即用消毒干棉球按压针孔。

（六）刺伤重要器官

1. 针刺性气胸

（1）原因：针刺胸背部腧穴时，针刺过深或方向不当，刺破肺组织，使气体进入胸腔内所致。

（2）表现：轻者胸闷、心慌、呼吸不畅；重者伴有呼吸困难、口唇发绀、出汗、心率加速、血压下降等，甚则休克。患侧胸部叩诊时呈过度反响，听诊呼吸音明显减弱或消失，严重者气管向健侧移位，X 线检查可以确诊。

（3）处理：停止针刺，出针，采取半卧位休息，切勿反转体位。胸腔进入空气少者，可自行吸收。同时要密切观察病情，随时对症处理，如给予镇咳、消炎药物。对严重者应组织抢救，如胸穿排气减压、少量慢速输氧等。

（4）预防：凡针刺背部第 10 胸椎以上、侧胸部第 8 肋骨以上、前胸部第 6 肋骨以上、锁骨上窝部的腧穴时，必须思想集中，选择适当体位，严格掌握进针角度、深度。提插幅度不宜过大，胸背部腧穴可采用斜刺或横刺。对于肺气肿患者针刺胸背时更应特别谨慎。

2. 刺伤重要内脏

（1）原因：缺乏解剖学、腧穴学的知识，对腧穴和脏器的部位不熟悉，加之针刺过深，或提插幅度过大，造成相应内脏损伤。

（2）表现：刺伤肝、脾时，可引起内出血，肝区或脾区疼痛，有的可向背部放射。如出血量多，腹腔聚血过多，会出现腹痛、腹肌紧张，并有压痛及反跳痛等急腹症症状。刺伤心脏时，轻者可出现强烈刺痛，重者剧烈撕裂痛，可引起心外射血，导致休克等危重情况。刺伤肾脏，可出现腰痛、肾区叩击痛、血尿，严重时血压下降、休克等。刺伤胆囊、膀胱、胃、肠等空腔脏器时，可引起疼痛、腹膜刺激征或急腹症等症状。

（3）处理：损伤轻者，卧床休息一段时间后，一般即可自愈。如损伤较重，或继续有出血倾向者，应加用止血药，或局部作冷敷止血处理，并加强观察，注意病情及血压变化。若损伤严重，出血较多，出现休克时，则必须迅速进行输血等急救措施。

（4）预防：熟悉穴位局部解剖结构。针刺胸腹、腰背部的腧穴时，应掌握针刺的方向、角度和深度，避免大幅度行针。

3. 刺伤脑髓和脊髓

（1）原因：针刺项部腧穴，如风府、哑门、大椎、风池，或背腰部正中线棘突间腧穴和华佗夹脊穴时，若针刺方向、角度不当，或针刺过深，手法太强，可伤及延髓或脊髓，造成严重后果。

（2）表现：如误伤延髓时，可出现头痛、恶心、呕吐、呼吸困难、休克和神志昏迷等。如误伤脊髓时，可出现触电样感觉向肢端放射，甚至引起暂时性肢体瘫痪，危及生命。

（3）处理：及时出针。轻者，需安静休息，经过一段时间后，可自行恢复。重者则应结合神经外科等科室，进行及时抢救。

（4）预防：针刺风府、哑门等项部腧穴时，不可向上斜刺，不可深刺；如针刺悬枢穴以上的督脉腧穴及华佗夹脊穴，不可深刺，大幅度提插。

十一、针刺注意事项

（1）患者紧张、饥饿、疲劳时，不宜立即针刺；患者素体虚弱、气血不足时，针刺手法不宜过重，并尽量采用卧位。

（2）孕妇不宜针刺腹部、腰骶部腧穴，以及合谷、三阴交、昆仑、至阴等通经活血的腧穴。妇女行经时，若非为了调经，亦应禁针以上穴位。

（3）小儿囟门未闭合时，头顶部的腧穴不宜针刺。

（4）常有自发性出血或损伤后出血不止的患者，不宜针刺。

（5）皮肤有感染、溃疡、瘢痕或肿瘤的部位，不宜针刺。

（6）对胸、胁、腰、背脏腑所居之处的腧穴，不宜直刺、深刺，肝脾肿大、肺气肿患者更应注意。

（7）针刺眼区穴和项部的风府、哑门等穴以及脊椎部的腧穴，要注意掌握一定的角度，不宜大幅度地提插、抢转和长时间留针，以免伤及重要组织器官，产生严重的不良后果。

（8）对尿潴留等患者在针刺小腹部的腧穴时，也应掌握适当的针刺方向、角度、深度等，以免误伤膀胱等器官，出现意外事故。

第二节　灸　法

灸，灼烧的意思。灸法是以艾绒或其他药物为材料，点燃后置于穴位或体表其他部位烧灼、温熨，借灸火的热力给人体以温热性刺激，通过经络腧穴的作用，达到防治疾病目的的一种方法。

施灸的材料很多，但以艾叶制成的艾绒作为主要灸料。艾叶气味芳香，辛温味舍，容易燃烧，火力温和，故为施灸佳料。选用干燥的艾叶，捣制后除去杂质，即可制成纯净细软的艾绒，晒干贮藏，以备应用。

一、灸法的作用

（一）温经散寒

灸法具有温经散寒的功能。临床上常用于治疗寒凝血滞、经络痹阻所引起的寒湿痹痛、痛经、经闭、胃脘痛、寒疝腹痛、泄泻、痢疾等。

（二）扶阳固脱

阳气下陷或欲脱之危证，皆可用灸法，以扶助虚脱之阳气。临床上多用于治疗脱证和中气不足、阳气下陷而引起的遗尿、脱肛、阴挺、崩漏、带下、久泻、痰饮等。

（三）消瘀散结

气为血帅，血随气行，气得温则行，气行则血亦行。灸能使气机通畅，营卫调和，故瘀结自散。所以临床常用于治疗气血凝滞之疾，如乳痈初起、瘰疬、瘿瘤等。

（四）防病保健

艾灸足三里有防病保健作用，今人称之为"保健灸"，也就是说无病施灸，可以激发人体的正气，增强抗病的能力，使人精力充沛，长寿不衰。

（五）引热外行

《医学入门》云："热者灸之，引郁热之气外发。"艾火的热力能使皮肤腠理开放，毛窍畅通，从而引热外行。灸法可用于某些热性病，如疖肿、丹毒、带状疱疹等。对骨蒸潮热、虚劳咳喘等阴虚发热也可使用灸法治疗。

二、灸法的种类

灸法的种类很多。

（一）艾灸

1. 艾炷灸

艾炷灸是将纯净的艾绒放在平板上，用手搓捏成大小不等的圆锥形艾炷，置于施灸部位点燃而防治疾病的方法。艾炷的大小常分为三种规格，小炷如麦粒大；中炷如黄豆大；大炷如蚕豆大。每燃烧完一个艾炷，称之为一壮。艾炷灸可分为直接灸和间接灸两种。

（1）直接灸：是将大小适宜的艾炷，直接放在皮肤上施灸的方法。根据灸后对皮肤刺激程度的不同，分为瘢痕灸和无瘢痕灸两种。施灸时需将皮肤烧伤化脓，愈后留有瘢痕者，称为瘢痕灸；若不使皮肤烧伤化脓，不留瘢痕者，称为无瘢痕灸。

①瘢痕灸：又名化脓灸。施灸时先将所灸腧穴部位涂以少量的大蒜汁，以增强黏附和刺激作用，然后将大小适宜的艾炷置于腧穴上，从上端点燃，烧近皮肤时患者有灼痛感，可用手在施灸腧穴周围轻轻拍打，借以缓解疼痛。每壮艾炷必须燃尽，除去灰烬后，方可继续易炷再灸，可灸7~9壮。在正常情况下，灸后1周左右，施灸部位化脓形成灸疮，5~6周，灸疮自行痊愈，结痂脱落后留下瘢痕。因此，施灸前必须征求患者同意合作后方可使用本法。临床上常用于治疗哮喘、肺痨、瘰疬等慢性顽疾。对身体过于虚弱，或有皮肤病、糖尿病的患者不宜使用此法。

②无瘢痕灸：又称非化脓灸。施灸时先在所灸腧穴部位涂以少量的凡士林，以使艾炷便于黏附，然后将大小适宜的艾炷，置于腧穴上点燃施灸，当艾炷燃剩2/5或1/4而患者感到微有灼痛时，即可易炷再灸，一般灸3~7壮，

以局部皮肤出现红晕而不起疱为度。因其皮肤无灼伤，故灸后不化脓，不留瘢痕。一般虚寒性疾患均可采用此法。

（2）间接灸：是指用药物或其他材料将艾炷与施灸腧穴部位的皮肤隔开灸的方法，故又称隔物灸。治疗时，可以发挥艾灸和药物的双重作用，从而有特殊的效果。间接灸所用间隔药物或材料很多，如以生姜间隔者，称隔姜灸；用食盐间隔者，称隔盐灸；以附子饼间隔者，称隔附子饼灸。

①隔姜灸：将鲜姜切成直径2~3cm，厚0.2~0.3cm的薄片，中间以针刺数孔，将姜片置于施灸的部位，再将艾炷放在姜片上点燃施灸。当艾炷燃尽，再易炷再灸。一般灸5~10壮，以使皮肤红润而不起疱为度。在施灸过程中，若患者感到皮肤灼痛，可将姜片向上提起，或缓慢移动姜片。此法具有温胃止呕、散寒止痛的作用。常用于因寒而致的呕吐、腹痛以及风寒痹痛等病症。

②隔蒜灸：用鲜大蒜头，切成厚0.2~0.3cm的薄片，中间以针刺数孔（捣成蒜泥亦可），置于应灸腧穴或患处，然后将艾炷放在蒜片上，点燃施灸。待艾炷燃尽，易炷再灸，一般灸5~7壮。此法有清热解毒、杀虫等作用。多用于治疗瘰疬、肺痨及初起的肿疡等病症。

③隔盐灸：又称神阙灸，本法只适于脐部。用干燥的食盐填敷于脐部，或于盐上再置一薄姜片，上置艾炷施灸。此法具有回阳、救逆、回脱之力，但须连续施灸，不拘壮数，以期脉起、肢温、证候改善。临床上多用于治疗伤寒阴证或吐泻并作、中风脱证等病症。

④隔附子饼灸：将附子研成粉末，用黄酒调和做成直径约3cm，厚约0.8cm的附子饼，中间以针刺数孔，放在应灸腧穴或患处，上面再放艾炷施灸，直至皮肤出现红晕为度。多用于治疗命门火衰而致的阳痿、早泄或疮疡久溃不敛等病症。

2. 艾条灸

即用特制的艾条进行施灸的方法。如在艾绒中加入辛温芳香的药物制成药艾条施灸，称为药条灸。

艾条灸可分为悬起灸和实按灸两种方式。

（1）悬起灸：施灸时将艾条悬放在距离穴位皮肤 2~3cm 处进行熏烤，不使艾条点燃端直接接触皮肤，称为悬起灸。悬起灸根据实际操作方法不同，分为温和灸、雀琢灸和回旋灸。

①温和灸：施灸时将艾条的一端点燃，对准应灸的腧穴部位或患处，距皮肤 2~3cm 进行熏烤，使患者局部有温热感而无灼痛为宜，一般每处灸 10~15 分钟，至皮肤出现红晕为度。对于昏厥、局部知觉迟钝的患者，医者可将中、食二指置于施灸部位两侧，通过医者手指的感觉来测知患者局部的受热程度，以便随时调节施灸的距离和防止烫伤。

②雀啄灸：施灸时，将艾条点燃的一端与施灸部位的皮肤并不固定在一定距离，而是像鸟雀啄食一样，一上一下移动地施灸。

③回旋灸：施灸时，艾条点燃的一端与施灸部位的皮肤虽然有一定距离，但不固定，而是向左右方向均匀地移动或反复旋转地施灸。

以上诸法对一般应灸的病证均可采用，但温和灸多用于灸治慢性病，雀啄灸、回旋灸多用于灸治急性病。

（2）实按灸：将点燃的艾条隔布或隔绵纸数层实按在穴位上，使热力透达深部，火灭热减后重新点火按灸，称为实按灸。常用的实按灸有太乙针灸和雷火针灸。

①太乙针灸：用纯净细软的艾绒 150g 平铺在 40cm 见方的桑皮纸上。将人参 125g、穿山甲 250g、山羊血 90g、千年健 500g、钻地风 300g、肉桂 500g、小茴香 500g、苍术 500g、甘草 1000g、防风 2000g、麝香少许，共为细末，取药末 24g 掺入艾绒内，紧卷成爆竹状，外用鸡蛋清封固，阴干后备用。

施灸时，将太乙针的一端烧着，用布 7 层包裹其烧着的一端，立即紧按于应灸的腧穴或患处，进行灸熨，针冷则再燃再熨。如此反复灸熨 7~10 次为度。此法治疗风寒湿痹、肢体顽麻、痿弱无力、半身不遂等均有效。

②雷火针灸：其制作方法与"太乙针灸"相同，唯药物处方有异，方用纯净细软的艾绒 125g，沉香、乳香、羌活、干姜、穿山甲各 9g，麝香少许，共为细末。

施灸方法与"太乙针灸"相同。临床上除治上证外，大体与"太乙针灸"主治相同。

3. 温针灸

温针灸是针刺与艾灸结合的一种方法，适用于既需要留针而又需施灸的病证。操作方法是：针刺得气后，将针留在一定的深度，将纯净细软的艾绒捏在针尾上，或用一段长 2cm 左右的艾条插在针柄上，点燃施灸。待艾绒或艾条烧完后除去灰烬，将针起出。为防艾火落下来烧伤皮肤，灸时嘱患者不要移动体位，并在施灸的下方垫一硬纸片，这样较为安全。此法是一种简便易行的针灸并用方法，值得推广。

4. 温灸器灸

温灸器又名灸疗器，是一种专门用于施灸的器具，用温灸器施灸的方法称温灸器灸。临床常用的有温灸盒和温灸筒。施灸时，将艾绒或加掺药物装入温灸器的小筒，点燃后，将温灸器之盖扣好，即可置于腧穴或应灸部位进行熨灸，直到所灸部位的皮肤红润为度。有调和气血、温中散寒的作用，一般需要灸治者均可采用，对小儿、妇女及畏惧灸治者最为适宜。

(二) 其他灸法

1. 灯火灸

是用灯芯草蘸油点燃，在患者身体上焠烫的方法，又名"灯草灸""油捻灸""十三元宵火""神灯照"，是民间沿用已久的简便灸法。方法是用灯芯草一根，蘸麻油少许，点燃后用快速动作对准穴位点灸，当听到"机"的一声迅速离开，如无爆炸之声可重复一次。具有疏风解表、行气化痰、清神止搐等作用，多用于治疗小儿疳腮、小儿脐风和胃痛、腹痛、痧胀等病证。

2. 天灸

又称药物灸、发泡灸，是用对皮肤有刺激性的药物，涂敷于穴位或患处，使局部充血、起泡，如灸疮，故名天灸。所用药物多是单味中药，也有用复方，其常用的有白芥子、蒜泥、斑蝥等。

（1）白芥子灸：将白芥子研成细末，用水调和，敷贴于腧穴或患处。利用其较强的刺激作用，敷后促使发泡，达到治疗目的。一般可用于治疗关节痹痛、口眼㖞斜，或配合其他药物治疗哮喘等症。

（2）蒜泥灸：将大蒜捣烂如泥，取 3~5g 贴敷于穴位上，敷灸 1~3h，以局部皮肤发痒发红起泡为度。如敷涌泉穴治疗咯血、衄血，敷合谷穴治疗扁桃体炎，敷鱼际穴治疗喉痹等。

（3）斑蝥灸：将芫青科昆虫南方大斑蝥或黄黑小斑蝥的干燥全虫研末，用醋或甘油、酒精等调和。使用时先取胶皮一块，中间剪一小孔，如黄豆大，贴在施灸穴位上，以暴露穴位并保护周围皮肤，将斑蝥粉少许置于孔中，上面再贴一层胶布固定即可，以局部起泡为度。可治疗癣痒等。

三、灸法的注意事项

（一）施灸的先后顺序

古人对施灸的先后顺序有明确的要求。临床上一般是先灸上部，后灸下部，先灸阳部，后灸阴部，壮数是先少后多，艾炷是先小后大。但在特殊情况下，则可酌情而施。如脱肛时，即可先灸长强以收肛，后灸百会以举陷。因此，不可过于拘泥。

（二）施灸的补泻方法

艾灸的补泻，始载于《内经》。在临床上可根据患者的具体情况，结合腧穴性能，酌情运用。

（三）施灸的禁忌

（1）对颜面、五官和有大血管的部位以及关节活动部位，不宜采用瘢痕灸。

（2）某些传染病、高热、昏迷、抽风期间，或身体极度衰竭、极度疲劳、过饥、过饱、酒醉、大汗淋漓、情绪不稳等禁灸。

（3）孕妇的腹部和腰骶部也不宜施灸。

（四）灸后的处理

施灸后，局部皮肤出现微红灼热，属于正常现象，无须处理。如因施灸过量，时间过长，局部出现小水泡，只要注意不擦破，可任其自然吸收。如水泡较大，可用消毒的毫针刺破水泡，放出水液，或用注射针抽出水液，再涂以龙胆紫，并以纱布包敷。如用化脓灸者，在灸疮化脓期间，要注意适当休息，加强营养，保持局部清洁，并可用敷料保护灸疮，以防污染，待其自然愈合。如处理不当，灸疮脓液呈黄绿色或有渗血现象者，可用消炎药膏或玉红膏涂敷。

第三节　拔罐法

拔罐法古称角法，又称吸筒法，是一种以罐为工具，利用燃烧、抽气等方法排出罐内空气，造成负压，使罐吸附于腧穴或应拔部位的体表，产生刺激，使局部皮肤充血、瘀血，以达到防治疾病目的的一种方法。

一、罐的种类

罐的种类很多，目前临床上常用的有竹罐、陶罐、玻璃罐和抽气罐等。

（一）玻璃罐

用耐热的玻璃制成，形如球状，肚大口小，口边外翻，有大、中、小三种型号。优点是质地透明，可以看见罐内皮肤瘀血、出血等情况，便于随时掌握。缺点是容易破碎。临床较普遍使用。

（二）竹罐

将直径 3～6cm 的细毛竹截成长 6～10cm 的竹筒，一端留节作底，另一端做罐口，制成壁厚 2～3mm，中间呈腰鼓形的竹罐。其取材容易、轻巧价廉，不易破碎；缺点是容易燥裂、漏气。在民间应用较广。

（三）陶罐

用陶土烧制而成，罐的两端较小，中间略向外凸出，状如瓷鼓，底平，口径大小不一，口径小者较短，口径大者略长。这种罐的特点是吸力大，但质地较重，容易摔碎损坏，现临床极少使用。

（四）抽气罐

抽气罐用玻璃或塑料制成，将抽气唧筒与罐嘴对接，将罐扣于体表，抽拉唧筒至适宜的负压；有橡皮排气球抽气罐，挤压排气球，将气体排出；有电动抽气罐，其负压大小可以调节，且可连接测压表，随时观察罐内负压。抽气罐易于掌握，避免烫伤。缺点是无火罐的温热刺激。

（五）代用罐

杯子、小口碗及玻璃罐头瓶等，只要瓶口光滑，无破损，均可使用。

二、操作方法

（一）吸拔方法

拔罐的方法有多种，可分为火罐法、水罐法、抽气罐法，其操作如下。

1. 火罐法

利用燃烧时火的热力排出罐内空气，形成负压，将罐吸在皮肤上。具体操作有以下几种：

（1）闪火法：用镊子夹95%乙醇棉球，点燃后，在罐内中段绕一圈抽出，迅速将罐扣在应拔的部位上，即可吸附。此法因罐内无火，比较安全，是最常用的拔罐方法。但须注意的是点燃的乙醇棉球切勿将罐口烧热，以免烫伤皮肤。

（2）贴棉法：用2cm左右的95%乙醇棉花一小方块，贴在罐内壁的下1/3处，以火点燃后，迅速扣在应拔的部位上，即可吸住。注意棉花不可太大、太厚，蘸乙醇不可太多。此法易于掌握，适用于初学者。

（3）投火法：将易燃纸片点燃后投入罐内，不等纸片烧完叩在应拔部位上，即可吸附。注意将纸条投入罐内时，未燃的一端应向下。此法民间多用。

（4）架火法：用一不易燃烧和传热的物体，如小瓶盖等（其直径要小于罐口），放在应拔的部位上，上置小块95%乙醇棉球，点燃后迅速将罐子扣上，这种方法须注意吸附力不应过强。

（5）滴酒法：在火罐内滴入95%乙醇1~3滴，翻倒之使其均匀地布于罐壁，然后点火燃着，迅速将罐子扣在应拔的部位上。这种方法须注意滴入乙醇要适量，如过少不易燃着，若过多则淌下会灼伤皮肤。

2. 水吸法

水吸法是利用沸水排出罐内空气，形成负压，使罐吸附在皮肤上的方法。此法一般选用竹罐。选用 5～10 枚完好无损的竹罐，放在锅内，加水煮沸，然后用镊子将罐口朝下夹出，迅速用凉毛巾紧扪罐口，立即将罐扣在应拔部位，即能吸附在皮肤上。可根据病情需要在锅中放入适量的祛风活血药物，如羌活、独活、当归、红花、麻黄、艾叶、川椒、木瓜、川乌、草乌等，即称药罐法。

3. 抽气法

此法先将抽气罐的瓶底紧扣在穴位上，用注射器或抽气筒通过橡皮塞抽出罐内空气，使其产生负压，即能吸住。

以上各种方法，一般留罐 10～15 分钟，待施术皮肤充血、瘀血时，将罐取下。若罐大吸拔力强时，可适当缩短留罐的时间，以免起泡。

(二) 运用方法

临床拔罐时，可根据不同的病情需要，运用不同的方法。常用的拔罐法有以下几种：

1. 留罐法

又称坐罐法，即将罐吸附在体表后，使罐子吸拔留置于施术部位 10～15 分钟，然后将罐起下。此法是常用的一种方法，一般疾病均可应用，而且单罐、多罐皆可应用。

2. 走罐法

亦称推罐法，即拔罐时先在所拔部位的皮肤或罐口上，涂一层凡士林、液体石蜡等润滑剂，再将罐拔住。然后，医者用手握住罐底，稍倾斜，后半边着力，前半边略提起，慢慢向前推动，这样在皮肤表面上下或左右来回推拉，反复移动数次，直至皮肤红润、充血甚或瘀血为止。此法适宜于面积较大、肌肉丰厚部位，如脊背、腰臀、大腿等部位。

3. 闪罐法

即将罐拔住后，立即起下，如此反复多次地拔住起下、起下拔住，直至皮肤潮红、充血，或瘀血为度。多用于局部皮肤麻木、疼痛或功能减退等疾患，尤其适用于不宜留罐的患者，如小儿、年轻女性的面部。

4. 刺血拔罐法

又称刺络拔罐法，即在应拔部位的皮肤消毒后，用三棱针点刺出血或用皮肤针叩打后，再将火罐拔于点刺的部位，使之出血，以加强刺血治疗的作用。一般刺血后拔罐留置 10~15 分钟，多用于治疗丹毒、扭伤、乳痈等。

5. 留针拔罐法

简称针罐，即在针刺留针时，将罐拔在以针为中心的部位上，5~10 分钟，待皮肤红润、充血或瘀血时，将罐起下，然后将针起出。此法能起到针罐配合的作用。

三、拔罐的作用和适应范围

拔罐法具有通经活络、行气活血、消肿止痛、祛风散寒等作用，其适应范围较为广泛，一般多用于风寒湿痹、腰背肩臂腿痛、关节痛、软组织闪挫扭伤及伤风感冒、头痛、咳嗽、哮喘、胃脘痛、呕吐、腹痛、泄泻、痛经、中风偏瘫等。

四、起罐方法和注意事项

（一）起罐方法

起罐时，一般先用一手夹住火罐，另一手拇指或食指从罐口旁边按压一下，使气体进入罐内，即可将罐取下。若罐吸附力过强时，切不可用力猛拔，以免擦伤皮肤。

（二）注意事项

（1）拔罐时要选择适当的体位和肌肉丰满的部位。若体位不当、移动，骨骼凸凹不平，毛发较多的部位，火罐容易脱落，均不适用。

（2）拔罐时要根据所拔部位的面积大小而选择大小适宜的罐。操作时必须动作迅速，做到稳、准、轻、快，才能使罐拔紧、吸附有力。

（3）用火罐时应注意勿灼伤或烫伤皮肤，若烫伤或留罐时间太长而致皮肤起水泡时，小的无须处理，仅敷以消毒纱布，防止擦破即可；水泡较大时，可用消毒针将水放出，涂以龙胆紫药水，或用消毒纱布包敷，以防感染。

（4）有出血倾向的疾病，如血友病、血小板减少性紫癜和白血病不宜拔罐。皮肤有过敏、溃疡、水肿及心脏、大血管分布部位，不宜拔罐。高热抽搐者，以及孕妇的腹部、腰骶部位，亦不宜拔罐。

第四节　其他针法

一、三棱针法

三棱针古称"锋针"，是一种常用的放血工具，由不锈钢材料制成，针长约 6cm，针柄稍粗呈圆柱体，针身呈三棱状，尖端三面有刃，针尖锋利，常用规格有大号、小号两种。

用三棱针刺破人体的一定部位或腧穴，放出少量血液，达到治疗疾病的目的。

（一）操作方法

三棱针的针刺方法一般分为点刺法、散刺法、刺络法、挑刺法4种。

1. 点刺法

是快速刺入腧穴放出少量血液或挤出少量黏液的方法。针刺前，在预定针刺部位上下用左手拇食指向针刺处推按，使血液积聚于针刺部位，继之用2%碘酒棉球消毒，再用75%乙醇棉球脱碘。针刺时左手拇、食、中三指固定被刺部位，右手持针，用拇、食两指捏住针柄，中指指腹紧靠针身下端，针尖露出3~5mm，对准已消毒的部位，刺入3~5mm深，随即将针迅速退出，轻轻挤压针孔周围，使出血少许，然后用消毒干棉球按压针孔。点刺多用于指、趾末端的十宣、十二井穴和耳尖及头面部的攒竹、上星、太阳等穴。

2. 散刺法

又称豹纹刺，是对病变局部周围进行点刺的一种方法。根据病变部位大小的不同，可刺10~20针，由病变外缘环形向中心点刺，以促使瘀血或水肿得以排除，达到祛瘀生新、通经活络的目的。此法多用于治疗局部瘀血、血肿或水肿、顽癣等。

3. 刺络法

是刺入浅表血络（静脉）放出适量血液的方法。操作时，先用止血带结扎在针刺部位上端（近心端），然后迅速消毒。针刺时左手拇指压在被针刺部位下端，右手持三棱针对准针刺部位的静脉，刺入脉中2~3mm，立即将针退出，并松开结扎在针刺部位上端的止血带，使其流出少量血液，出血停止后，用消毒干棉球按压针孔。当出血时，也可轻轻按压静脉上端，以助瘀血外出，毒邪得泻。此法多用于曲泽、委中等穴，治疗急性吐泻、中暑、发热等。

4. 挑刺法

是用三棱针挑破腧穴皮肤或皮下纤维组织以治疗疾病的方法。操作时，用左手按压施术部位两侧，或捏起皮肤，使皮肤固定，右手持针迅速刺入皮肤 1~2mm，随即将针身倾斜挑破皮肤，使之出少量血液或少量黏液。也有再刺入 5mm 左右深，将针身倾斜并使针尖轻轻挑起，挑断皮下部分纤维组织，然后出针，覆盖敷料。挑刺法常用于治疗肩周炎、胃痛、颈椎病、失眠、支气管哮喘、血管神经性头痛等。

（二）适应范围

三棱针放血疗法具有通经活络、开窍泻热、消肿止痛等作用。其适应范围较为广泛，凡各种实证、热证、瘀血、疼痛等均可应用。较常用于某些急证和慢性病，如昏厥、高热、中暑、中风闭证、咽喉肿痛、目赤肿痛、顽癣、痈疖初起、扭挫伤、疳证、痔疮、顽痹、头痛、丹毒、指（趾）麻木等。

（三）注意事项

（1）施术前，要做好必要的解释工作，以消除患者顾虑。

（2）严格消毒，防止感染。

（3）点刺时手法宜轻、稳、准、快，不可用力过猛，防止刺入过深，创伤过大，损害其他组织。一般出血不宜过多，切勿伤及动脉。

（4）体质虚弱者、孕妇、产后及有出血倾向者，均不宜使用本法。注意患者体位要舒适，谨防晕针。

（5）每日或隔日治疗 1 次，1~3 次为 1 疗程，出血量多者，每周 1~2次。一般每次出血量以数滴至 3~5 mL 为宜。

二、皮肤针法

运用皮肤针叩刺入体一定部位或穴位，激发经络功能，调整脏腑气血，以达到防治疾病目的的方法，叫皮肤针法。

皮肤针，又有"梅花针""七星针""罗汉针"之分，是以多支短针组成，用来叩刺入体一定部位或穴位的一种针具。皮肤针法源于古代的"半刺""毛刺""扬刺"等刺法，《灵枢·官针》记载："半刺者，浅内而疾发针，无针伤内，如拔毛状，以取皮气。""扬刺者，正内一，旁内四而浮之，以治寒气之博大者也。""毛刺者，刺浮痹皮肤也。"上述诸法同属浅刺皮肤的针刺方法。《素问·皮部论》说："凡十二经脉者，皮之部也。是故百病之始生也，必先于皮毛。"说明十二皮部与经络、脏腑的密切联系，运用皮肤针叩刺皮部可激发、调节脏腑经络功能，以达到防治疾病的目的。

皮肤针的针头呈小锤形，针柄一般长 15~19cm，一端附有莲蓬状的针盘，针盘下面散嵌着不锈钢短针。根据所嵌不锈钢短针的数目不同，可分别称为梅花针（5 支针）、七星针（7 支针）、罗汉针（18 支针）等；根据针柄的材质不同，有硬柄皮肤针和软柄皮肤针之分。皮肤针针尖不宜太锐，呈松针形，针柄要坚固具有弹性，全束针平齐，防止偏斜、钩曲、锈蚀和缺损。现代又发明了一种滚刺筒，是用金属制成的筒状皮肤针，具有刺激面广、刺激量均匀、使用简便等优点。

（一）操作方法

1. 叩刺部位

皮肤针的叩刺部位，一般可分循经叩刺、穴位叩刺、局部叩刺三种。

（1）循经叩刺：是指循着经脉进行叩刺的一种方法，常用于项背腰骶部的督脉和足太阳膀胱经。督脉为阳脉之海，能调节一身之阳气；五脏六腑之背俞穴，皆分布于膀胱经，故其治疗范围广泛；其次是四肢肘膝以下经络，因其分布着各经原穴、络穴、郄穴等，可治疗各相应脏腑经络的疾病。

（2）穴位叩刺：是指在穴位上进行叩刺的一种方法，主要是根据穴位的主治作用，选择适当穴位予以叩刺治疗，临床常用各种特定穴、华佗夹脊穴、阿是穴等。

（3）局部叩刺：是指在患部进行叩刺的一种方法，如扭伤后局部的瘀肿疼痛及顽癣等，可在局部进行围刺或散刺。

2. 刺激强度与疗程

刺激的强度，根据刺激部位、患者体质和病情不同而决定，一般分轻、中、重三种。

（1）轻刺激：用力稍小，皮肤仅潮红、充血为度。适用于头面部、老弱妇女患者，以及病属虚证、久病者。

（2）重刺激：用力较大，以皮肤有明显潮红，并有微出血为度。适用于压痛点、背部、臀部、年轻体壮患者，以及病属实证、新病者。

（3）中刺激：介于轻刺激与重刺激之间，以局部有较明显潮红，但不出血为度，适用于一般部位及一般患者。

叩刺治疗，一般每日或隔日 1 次，10 次为 1 疗程，疗程间可间隔3~5 日。

3. 操作

（1）叩刺：针具和叩刺部位用 75% 乙醇消毒后，以右手拇指、中指、无名指握住针柄，食指伸直按住针柄中段，针头对准皮肤叩击，运用腕部的弹力，使针尖叩刺皮肤后，立即弹起，如此反复叩击。叩击时针尖与皮肤必须垂直，弹刺要准确，强度要均匀，可根据病情选择不同的刺激部位和刺激强度。

（2）滚刺：是指用特制的滚刺筒，经 75% 乙醇消毒后，手持筒柄，将针筒在皮肤上来回滚动，使刺激范围成为一狭长的面，或扩展成一片广泛的区域。

（二）适应范围

皮肤针的适应范围很广，临床各种病证均可应用，如近视、视神经萎缩、急性扁桃体炎、感冒、咳嗽、慢性肠胃病、便秘、头痛、失眠、腰痛、皮神经炎、斑秃、痛经等。

（三）注意事项

（1）针具要经常检查，注意针尖有无毛钩，针面是否平齐，滚刺筒转动是否灵活。

（2）叩刺时动作要轻捷，正直无偏斜，以免造成患者疼痛。

（3）局部如有溃疡或损伤者不宜使用本法，急性传染性疾病和急腹症也不宜使用本法。

（4）叩刺局部和穴位，若手法重而出血者，应进行清洁和消毒，注意防止感染。

（5）滚刺筒不要在骨骼突出部位滚动，以免产生疼痛或出血。

三、皮内针法

皮内针法，是将特制的小型针具刺入并固定于腧穴部位的皮内作较长时间留针的一种方法，又称"埋针法"。针刺入皮肤后，固定留置一定的时间，给腧穴以长时间的刺激，可调整经络脏腑功能，达到防治疾病的目的。

皮内针的针具有两种。一种呈颗粒型，或称麦粒型，一般长1cm，针柄形似麦粒；一种呈揿钉型，或称图钉型，长0.2~0.3cm，针柄呈环形。前一种针身与针柄成一直线，而后一种针身与针柄呈垂直状。

针刺部位多以不妨碍正常的活动处腧穴为主，一般多选用背俞穴、四肢穴和耳穴等。

(一) 操作方法

皮内针、镊子和埋针部位皮肤严格消毒后，进行针刺。

1. 颗粒式皮内针

用镊子夹住针柄，对准腧穴，沿皮下横向刺入，针身可刺入 0.5~0.8cm，针柄留于皮外，然后用胶布顺着针身进入的方向粘贴固定。

2. 揿钉式皮内针

用镊子夹住针圈，对准腧穴，直刺揿入，然后用胶布固定。也可将针圈贴在小块胶布上，手执胶布直压揿入所刺穴位。

皮内针可根据病情决定其留针时间的长短，一般为 3~5 天，最长可达 1 周。若天气炎热，留针时间不宜过长，以 1~2 天为好，以防感染。在留针期间，可每隔 4 小时用手按压埋针处 1~2 分钟，以加强刺激，提高疗效。

(二) 适应范围

皮内针法临床多用于某些需要久留针的疼痛性疾病和久治不愈的慢性病证，如神经性头痛、面神经麻痹、胆绞痛、腰痛、痹证、神经衰弱、高血压、哮喘、小儿遗尿、痛经、产后宫缩疼痛等。

(三) 注意事项

(1) 关节附近不可埋针，因活动时会疼痛。胸腹部因呼吸时会活动，亦不宜埋针。

(2) 埋针后，如患者感觉疼痛或妨碍肢体活动时，应将针取出，改选穴位重埋。

(3) 埋针期间，针处不可着水，避免感染。

四、电针法

电针法，是将针刺入腧穴得气后，在针具上通以接近人体生物电的微量电流，利用针和电两种刺激相结合，以防治疾病的一种方法。其优点是能代替人作较长时间的持续运针，节省人力，且能比较客观地控制刺激量。

电针器的种类很多，主要有交流、直流可调电针机，脉动感应电针机，音频振荡电针机，晶体管电针机等。目前蜂鸣式电针机、电子管式电针机已被半导体电针机所取代。半导体电针机是用半导体元件制作的电针仪器，交直流电两用，不受电源限制，且具有省电、安全、体积小、携带方便、耐震、无噪声、易调节、性能稳定、刺激量大等特点。它采用振荡发生器，输出接近人体生物电的低频脉冲电流，既可做电针，又可用点状电极或板状电极直接放在穴位或患处进行治疗，在临床广泛应用。

（一）操作方法

1. 配穴处方

电针法的处方配穴与针刺法相同。一般选用其中的主穴，配用相应的辅助穴位，多选同侧肢体的1~3对穴位为宜。选穴的方法除了按经络辨证、脏腑辨证选穴外，还可根据神经干通过部位和肌肉神经运动点选穴。

2. 电针方法

针刺入穴位得气后，将输出电位器调至"0"位，负极接主穴，正极接配穴，也有不分正负极，将两根导线任意接在两个针柄上，然后打开电源开关，选好波型，慢慢调节至所需输出电量。通电时间一般在5~20分钟，用于镇痛则一般在15~45分钟。如感觉弱时，可适当加大输出电流量，或暂时断电1~2分钟后再行通电。当达到预定时间后，先将输出电位器退至"0"位，然后关闭电源开关，取下导线，最后按起针方法将针取出。

3. 电流的刺激强度

当电流开到一定强度时，患者有麻、刺感，这时的电流称为"感觉阈"。如电流再稍增加，患者会突然产生刺痛感，能引起疼痛感觉的电流称为电流的"痛阈"。感觉阈和痛阈因人而异。一般情况下在感觉阈和痛阈之间的电流，是治疗最适宜的刺激强度。但此间范围较小，须仔细调节。超过痛阈的电流，患者不易接受，应以患者能耐受的强度为宜。由于患者对电流刺激量的耐受，在治疗过程中可再作调整。

(二) 波形及作用特点

脉冲电是指在极短时间内出现的电压或电流的突然变化，即电容的突然变化构成了电的脉冲。一般电针仪输出的基本波就是这种交流脉冲，常为双向尖形脉冲或双向矩形脉冲。常用的电针输出波型为疏密波、断续波和连续波。

1. 疏密波

是疏波、密波自动交替出现的一种波型，疏、密交替持续的时间各约1.5秒，能克服单一波型易产生适应的缺点，作用较大，治疗时兴奋效应占优势，能增加代谢，促进气血循环，改善组织营养，消除炎性水肿。常用于出血、扭挫伤、关节周围炎、气血运行障碍、坐骨神经痛、面瘫、肌无力、局部冻伤等。

2. 断续波

是有节律地时断、时续自动出现的一种波型。断时，在1.5秒时间内无脉冲电输出；续时，是密波连续工作1.5秒。断续波型，机体不易产生适应，作用颇强，能提高肌肉组织的兴奋性，对横纹肌有良好的刺激收缩作用。常用于治疗痿证、瘫痪等。

3. 连续波

亦叫可调波，是单个脉冲采用不同方式组合而形成。频率由每分钟几十次至每秒钟几百次不等。频率快的叫密波（或叫高频连续波），一般在50~100次/秒；频率慢的叫疏波（或叫低频连续波），一般是2~5次/秒。可用频率旋钮任意选择疏密波型。高频连续波易抑制感觉神经和运动神经，常用于止痛、镇静、缓解肌肉和血管痉挛等；低频连续波，短时兴奋肌肉，长时抑制感觉神经和运动神经，常用于治疗痿证和各种肌肉关节、韧带、肌腱的损伤及慢性疼痛等。

（三）适用范围

电针可调整人体生理功能，有止痛、镇静、促进气血循环、调整肌张力等作用。电针的适应范围基本和毫针刺法相同，故其治疗范围较广。临床常用于各种痛证、痹证和心、胃、肠、膀胱、子宫等器官的功能失调，以及癫狂和肌肉、韧带、关节的损伤性疾病等，并可用于针刺麻醉。

（四）注意事项

（1）电针刺激量较大，需要防止晕针，体质虚弱、精神紧张者，尤应注意电流不宜过大。

（2）调节电流时，不可突然增强，以防止引起肌肉强烈收缩，造成弯针或折针。

（3）电针仪器最大输出功率在40W以上者，最大输出电流应限制在1mA以内，防止触电。

（4）毫针的针柄如经过温针火烧之后，表面氧化不导电，不宜使用。若使用，输出导线应夹持针体。

（5）心脏病患者，应避免电流回路通过心脏。尤其是安装心脏起搏器者，应禁止应用电针。在接近延髓、脊髓部位使用电针时，电流量宜小，切勿通电太强，以免发生意外。孕妇亦当慎用电针。

（6）应用电针要注意"针刺耐受"现象的发生，所谓"针刺耐受"就是长期多次反复应用电针，使机体对电针刺激产生耐受，而使其疗效降低的现象。

（7）电针仪器在使用前须检查性能是否完好，如电流输出时断时续，须注意导线接触是否良好，应检查修理后再用。干电池使用一段时间如输出电流微弱，须更换新电池。

五、穴位注射法

穴位注射法，是将药水注入穴位以防治疾病的一种治疗方法。它可将针刺刺激和药物的性能及对穴位的渗透作用相结合，发挥其综合效应，故对某些疾病有特殊的疗效。

（一）操作方法

1. 针具

消毒的注射器和针头，可根据药物剂量大小和针刺深浅选用不同规格的注射器和针头。

2. 穴位选择

选穴原则同针刺法，但作为本法的特点，常可结合经络、穴位按诊法以选取阳性反应点。如在背部、胸腹部或四肢的特定穴部位出现的条索、结节、压痛，以及皮肤的凹陷、隆起、色泽变异等，软组织损伤可选取最明显的压痛点。一般每次2~4穴，不宜过多，以精为要。

3. 注射剂量

应根据药物说明书规定的肌内注射剂量，不能过量。作小剂量注射时，可用原药物剂量的 1/5~1/2。一般以穴位部位来分，耳部可注射 0.1 mL，头面部可注射 0.3~0.5 mL，四肢部可注射 1~2 mL，胸背部可注射 0.5~1 mL，腰臀部可注射 2~5 mL。

4. 操作

使患者取舒适体位，选择适宜的消毒注射器和针头，抽取适量的药液，在穴位局部消毒后，右手持注射器对准穴位或阳性反应点，快速刺入皮下，然后将针缓慢推进，达一定深度后产生得气感应，如回抽无血，便可将药液注入。凡急性病、体强者可用较强刺激，推液可快；慢性病、体弱者，宜用较轻刺激，推液可慢；一般疾病，则用中等刺激，推液也宜中等速度。如所用药液较多时，可由深至浅，边推药液边退针，或将注射针向几个方向注射药液。

5. 疗程

急症患者每日 1~2 次，慢性病一般每日或隔日 1 次，6~10 次为 1 疗程。反应强烈者，可隔 2~3 日 1 次，穴位可左右交替使用。每个疗程间可休息 3~5 日。

（二）适应范围

穴位注射法的适应范围很广，凡是针灸治疗的适应证大部分均可采用本法，如痹证、腰腿痛等。

（三）常用药物

凡是可供肌内注射用的药物，都可供穴位注射用。常用于制作注射液的中药有：当归、丹参、红花、板蓝根、徐长卿、灯盏花、补骨脂、柴胡、鱼腥草、川芎等；西药有：25%硫酸镁，维生素 B_1、B_{12}、C、K_3，0.25%~2%盐酸普鲁卡因，阿托品，利血平，卡巴克络，麻黄碱，抗生素，生理盐水，

5%～10%葡萄糖等。

（四）注意事项

（1）治疗时应对患者说明治疗特点和注射后的正常反应。如注射后局部可能有酸胀感，48小时内局部有轻度不适，有时持续时间较长，但一般不超过1天。

（2）严格无菌操作，防止感染，如注射后局部红肿、发热等，应及时处理。

（3）注意药物的性能、药理作用、剂量、配伍禁忌、副作用、过敏反应，及药物的有效期，药液有无沉淀变质等情况。凡能引起过敏反应的药物，如青霉素、链霉素、普鲁卡因等，必须先做皮试，阳性反应者不可应用。副作用较强的药物，使用亦当谨慎。

（4）一般药液不宜注入关节腔、脊髓腔和血管内，否则会导致不良后果。此外，应注意避开神经干，以免损伤神经。

（5）孕妇的下腹部、腰骶部和三阴交、合谷穴等，不宜用穴位注射法，以免引起流产。年老、体弱者，选穴宜少，药液剂量应酌减。

参考文献

［1］ 徐恒泽 . 针灸学 ［M］. 北京 . 人民卫生出版社，2002.

［2］ 石学敏 . 针灸学 ［M］. 北京 . 中国中医药出版社，2002.

［3］ 孙国杰 . 针灸学 ［M］. 上海 . 上海科学技术出版社，2003.